本书受中央财经大学学术专著出版项目资助

ZHONGGUO YIBAO ZHIDU YANJIU

中国医保制度研究

1912—2012

宁方景⊙著

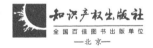

知识产权出版社

全国百佳图书出版单位

—北京—

图书在版编目（CIP）数据

中国医保制度研究：1912—2012/宁方景著. —北京：知识产权出版社，2024.4
ISBN 978 - 7 - 5130 - 9142 - 8

Ⅰ.①中…　Ⅱ.①宁…　Ⅲ.①医疗保健制度—研究—中国—1912 - 2012
Ⅳ.①R199.2

中国国家版本馆 CIP 数据核字（2023）第 244794 号

责任编辑：贺小霞　　　　　　　　　　责任校对：王　岩
封面设计：刘　伟　　　　　　　　　　责任印制：孙婷婷

中国医保制度研究：1912—2012

宁方景　著

出版发行：	知识产权出版社 有限责任公司	网　　址：	http：//www. ipph. cn
社　　址：	北京市海淀区气象路 50 号院	邮　　编：	100081
责编电话：	010 - 82000860 转 8129	责编邮箱：	2006HeXiaoXia@ sina. com
发行电话：	010 - 82000860 转 8101/8102	发行传真：	010 - 82000893/82005070/82000270
印　　刷：	北京中献拓方科技发展有限公司	经　　销：	新华书店、各大网上书店及相关专业书店
开　　本：	787mm×1092mm　1/16	印　　张：	8
版　　次：	2024 年 4 月第 1 版	印　　次：	2024 年 4 月第 1 次印刷
字　　数：	130 千字	定　　价：	68.00 元

ISBN 978 - 7 - 5130 - 9142 - 8

前　言

　　中国古代保险思想的萌芽可以追溯到先秦时期，主要体现为积极预防和消极救济的思想和政策以及系统的仓储制度。"保险"一词最早出现于隋唐时期的《权载之文集》和《隋书·刘元进传》。"保障"一词出现更早，见《左传·定公十二年》中"且程孟氏之保障也"。而把英文Insurance意义上的保险介绍到中国的是魏源撰写的《海国图志》。至同治十年，现代意义上的保险已经为洋务派官僚、民族资本工商业者和新闻媒介所广泛使用。清朝末年，随着民族保险业的发展和修律运动的兴起，产生了中国近代最早的保险立法，《钦定大清商律》《大清商律草案》和《航律纲目草案》都有相关保险内容，出现了中国历史上第一部以保险为名的专门法规——《保险业章程草案》。但是，正式颁布施行保险法规是辛亥革命以后才出现的。北洋政府时期，中国保险业获得了比较迅速的发展。在1912年到1927年间，批准注册的华商保险公司达到31家，另据北洋政府农商部统计，1915年华商保险公司有59家，保险费收入为656万银元，资本总额达到959.6万银元。辛亥革命以后，保险业立法日趋完善。1914年3月，北洋政府以教令27号公布《商人通例》。1917年，农商部拟定《保险业法案》。1919年，北洋政府参加巴黎和会，成为设有社会保险部的国际劳工组织会员国。1923年，农商部颁布《暂行工厂通则》和《工人协会法草案》。1925年，交通部颁布《工会条例草案》。1927年4月，北洋政府订立《保险契约法草案》。以孙中山为首的国民党也提倡保险事业。1920年，孙中山在《地方自治开始实行法》中提出关于地方自治团体开展保险合作的主张。廖仲恺在《消费合作社概论》中主张合作办保险。1924年1月召开的国民党一大明确指出要制定劳工法。1926年召开的国民党二大通过了设置劳动保险的决议案。同时期，中国共产党则以中国劳动组合书记部的名义于1922年、1925年和1926年分别召开了三次全国劳动大会。1922年8月发表《劳动法大纲》，提倡发展保险事业，主张劳动者的保险费用由雇主和国家分担。1925年5月通过《经济斗争决议案》，提倡劳动保险和生活保险。1926年5月通过《劳动法大纲决议案》和《失业问题决议案》，主张实施劳动保险和失业保险。抗日战争时期，国民党政府制定颁布了与保险相关的法律法规、细则条款，例如《国民寿险章程》《公务人员团体寿险简章》《战时兵险法》《健康保险草案》《战时保险业管理办法》等。中国共产党在革命根据地制定并实施了社会劳动保险政策。1931年11月，中华苏维埃第一次全国代表大会通过《中华苏维埃共和国劳动法》。1934年1月21日至2月1日，中华苏维埃第二次全国代表大会修改通过的《中华苏维埃共和国宪法大纲》，对劳动法有明确的规定。1941年7月出台《陕甘宁边区工厂工会章程准则》。1941年11月颁布《晋冀鲁豫边区劳工保护暂行条例》。山东抗日根据地在公营工厂和商店设立了救济性质的劳动保险金制度。解放战争时期，1948年8月第六次全国劳动大会通过《关于中国职工运动当前任务的决议》。同年12月，东北人民政府公布《东北公营企业战时暂行劳动保险条例》。新中国成立以后，1949年12月至1951年4月，政务院连续颁布一系列强制保险的决定和条例，如《关于实行国家机关、国营企业、合作社财产强制保险及旅客强制保险的决定》《铁路车辆强制保险条例》《船舶强制保险条例》等，人民保险事业发展迅速。尤其是1979年国内保险业务恢复以后，保险业蓬勃发展，在改革开放中体现出重要意义和作用。关于保险的法律法规如雨后春笋般喷涌。

在中国的保险发展历史长河中，早期涉及医疗保障或者医疗保险的法律法规少之又少，随着工业化的发展和时代的进步，医疗保险被提上日程。医疗保障制度作为社会保障制度的有机组成部分，成为政府所关注的领域，政府在此领域的作用也越来越重要。本书截取我国1912—2012年的医疗保障历史作为研究对象，以财政学基本理论和社会保障学基本理论为指导，综合运用比较研究和历史研究相结合的方法对政府在医疗保障领域发挥作用的历史进行追溯，总结我国一百年医疗保障历史的特征，并对中西医疗保障进行比较。本书从历史的维度、财政的角度，对医疗保障发展历史进行细致的考察和研究，追根溯源，得到符合历史发展规律的结论。本书内容由五章构成。第一章是导言部分，对本研究的现实背景和理论背景进行概述，明确本研究的核心问题及其理论、现实意义，介绍本书的研究方法和结构安排以及文献综述。第二章至第三章是本书的主体部分：其中第二章分析 1912—1949 年民国时期中国的医疗保障制度，包括民国政府以及中国共产党政权领导下的医疗保障制度。第三章以改革开放为分界点，分别对改革开放前及改革开放后的医疗保障制度进行分析。第四章分析西方国家（德国、英国、法国以及美国）医疗保障制度。第五章是结语。

回望历史，民国政府因为财政能力的薄弱导致医疗保障法规与实践相悖，新中国成立初期，由于财力微弱只能依靠走群众路线的医疗保障历史，这些都说明了医疗保障的提供需要坚实的物质基础，其水平的高低、覆盖范围的大小要与当时的经济发展水平相匹配，并与政府的财力支持密切相关。改革开放以前的计划经济时期，政府虽然财力微薄，但是政府负担了医疗卫生总费用的大部分，个人只需要负担 20% 多。改革开放以后，有一段时间政府虽然财力变得相对雄厚，但政府对医疗卫生总费用的负担比例却持续走低，在 1978—2009 年期间有 14 年政府的负担比例在 20% 以下，个人负担持续走高，个人负担比例超过 50%。直到 2009 年之后，政府再次承担起医疗费用的重担，国务院印发《深化医药卫生体制改革近期重点实施方案（2009—2011 年）》，全民医疗保障的目标才逐步得以实现。只有政府在明确了其责任并拥有足够财力的前提下，认清医疗保障对社会福利提高的重要作用，才能够把医疗保障作为准公共产品充分地提供给国民。

2009 年中国实施新一轮医疗卫生改革的基本原则就是重塑政府在医疗卫生领域，尤其是公共产品提供方面的作用，这标志着中国结束了前 20 年来医疗保障主要依靠市场的做法。强调"基本"的医疗保障才是政府应该提供给全体公民的准公共产品，高层次的医疗保险待遇则应该交给市场。

政府所致力的医疗改革应该是为国民提供"基本"的医疗保障服务。中国在医疗保障改革中具有制度上的优势，医疗改革在推行过程中所受到的阻力没有西方国家医疗改革所受到的阻力那么大。2009 年 3 月，《中共中央国务院关于深化医药卫生体制改革的意见》公布，以此为标志，新一轮医改拉开大幕。"全民医保""取消药品加成"等一个个破解"看病难""看病贵"难题措施的实施开启了新医改的征程。各级财政部门着力进行探索创新，完善机制，加大投入等措施深入推进医药卫生体制改革，新医改取得了令世人瞩目的成就，切实提高了人民群众健康水平，为加快健康中国建设进程、打赢脱贫攻坚战、全面建成小康社会奠定了坚实基础。政府在认清医疗保障的准公共产品性质后，需要进一步加大医疗保障资金投入力度，真正承担起政府的责任，履行政府的公共职能。设计更加完善的医疗保障制度，直接增加医疗保障支出，使个人享受到较好医疗服务的同时，相应减轻个人医疗费用的负担，在保持医疗行业发展的同时，逐步培养人们对医疗产品的消费需求，当我国人均 GDP 达到一定水平后，人们自然而然地会增加对医疗产品消费的更大需求。此外，随着中国计划生育政策的变化，"二孩""三孩"将为中国未来的经济发展提供更多的劳动力，而进一步降低婴幼儿死亡率是达到这一目标的有力保障，也是从根源上提高劳动力素质的重要举措。建议政府在广大农村的医疗保障中推行将生育保障与医疗保险合并，使母婴得到更高水平的保障。

　　本书对中国医疗保障制度历史进行回溯和分析，从财政的视角探讨百年以来政府在医疗保障领域的作用，探寻医疗保障发展的历史脉络，通过一百年的史实资料进一步印证"基本医疗保障是准公共产品"的理论，进一步印证政府应该在医疗保障领域承担主要责任。但是，这段历史如浩瀚大海，笔者撷取的或许只是三两只贝壳，唯愿当读者把贝壳放在耳边，还能隐隐听到大海的声音。

目　录

第一章　导　言 ……………………………………………………… 1

　第一节　问题的提出 ……………………………………………… 1

　　一、现实背景 …………………………………………………… 1

　　二、理论背景 …………………………………………………… 2

　　三、理论意义 …………………………………………………… 6

　　四、现实意义 …………………………………………………… 9

　第二节　研究文献综述 …………………………………………… 10

　　一、民国时期医疗保障研究的现状 …………………………… 10

　　二、新中国医疗保障立法与实践研究现状 …………………… 12

　　三、综合述评 …………………………………………………… 14

　第三节　研究思路和研究方法 …………………………………… 15

　　一、研究思路 …………………………………………………… 15

　　二、研究方法 …………………………………………………… 17

第二章　民国时期的医疗保障 …………………………………… 18

　第一节　民国之前我国的医疗保障 ……………………………… 18

　第二节　民国政府的医疗保障立法及其实践 …………………… 20

　　一、国际国内社会保险概况 …………………………………… 20

　　二、民国政府的医疗保障立法和实践 ………………………… 22

　　三、医疗保障立法和实践相悖的财政根源探究 ……………… 40

　第三节　中国共产党领导下的医疗保障立法及其实践 ………… 53

第三章　新中国的医疗保障 ································ 70

　第一节　改革开放前的医疗保障 ···················· 70

　第二节　改革开放后的医疗保障 ···················· 76

第四章　中外医疗保障比较 ···························· 93

　第一节　德国的医疗保障 ·························· 93

　第二节　英国的医疗保障 ·························· 95

　第三节　法国的医疗保障 ·························· 98

　第四节　美国的医疗保障 ·························· 100

　第五节　中外医疗保障比较 ························ 103

第五章　结　语 ···································· 107

参考文献 ·· 112

第一章 导 言

第一节 问题的提出

一、现实背景

在新冠疫情肆虐全球的今天，回望和整理中国医疗保障的历史无疑具有重大意义。2009 年，国务院印发《深化医药卫生体制改革近期重点实施方案（2009—2011 年)》（以下简称"方案"）。方案的总体目标是建立健全覆盖城乡居民的基本医疗卫生制度，基本医疗卫生制度作为公共产品向所有中国公民提供。中国新医改自 2009 年推行以来，虽然取得了初步成果，但是改革逐渐进入深水区，改革进程逐步放缓，要实现中长远期目标，任务非常艰巨。党的十八大报告充分肯定了社会保障的重要性，并确立社会保障全民覆盖和人人享有基本医疗卫生服务的目标，促进保障社会的公平正义。十八大以来，以习近平同志为核心的党中央始终把人民健康放在第一位，开启了医疗卫生体制的改革，提出了一系列具体改革措施，出台了许多行之有效的政策文件，取得了巨大而可喜的成就。2017 年 5 月 5 日，国务院办公厅颁布了《深化医药卫生体制改革 2017 年重点工作任务》，其重点工作有 56 项。党的十九大报告则在此基础上提出要进一步"深化医药卫生体制改革"，其目的就是要"全面建立中国特色基本医疗卫生制度"，即构建并完善医药卫生的四大体系：公共卫生服务体系、医疗

1

服务体系、医疗保障体系和药品供应保障体系。报告要求要重点建立和健全我国的医疗保障制度、现代医院管理制度、药品供应保障制度，同时还要加强基层医疗卫生服务体系和全科医生队伍建设，以确保中国特色的医疗卫生系统能够提供优质高效的医疗卫生服务，确保全国人民健康长寿。党的十九届五中全会公报将建成健康中国列为我国 2035 年基本实现社会主义现代化的远景目标之一。党的十九大报告提出实施健康中国战略，报告提出"围绕着每一个人的衣食住行和生老病死进行全面呵护"的大健康观，其核心要义就是要为人民群众提供全方位全周期健康服务，首要的是要加强预防，让人民群众不生病、少生病，有病能医、医病便捷乃至免费，以确保健康长寿。报告还进一步提升了大健康观的地位与意义，即人民健康是民族昌盛和国家富强的重要标志。不断深化医药卫生体制改革是保障人民健康、改善民生的重大举措，是满足人民日益增长的美好生活需要的重要方式，也是取得脱贫攻坚决战决胜的重要途径。在我国进入经济新常态、经济增速和财政收入增速放缓、人口老龄化加速等背景下，我国医改面临更大的挑战。

作为现代社会保障制度中的有机组成部分，医疗保障制度是各个国家格外关注的领域。毋庸置疑，很多国家都必须改革医疗保障制度，既要控制医疗支出的增长，又要保障人民健康，防止因病致贫。中国在打响脱贫攻坚战并取得全面胜利的情况下，如何巩固胜利成果并走向全面共同富裕，是一个非常重要且艰巨的任务。只有从历史的维度、财政的角度，对其进行细致的考察和研究，才能够看清隐藏在表面现象下的根源，才能够得出正确的结论。本书截取中国 1912 年至 2012 年之间的医疗保障制度历史进行分析。

二、理论背景

（一）社会保障学

"社会保障"这个词是近代才出现的，一般认为其法律定义源于美国

《社会保障法》(1935 年),至今并没有统一的定义。但实际上,社会保障思想是早就存在的。中国古代社会保障思想起源于先秦,社会保障政策和制度在西汉中期便已初步成形。❶社会保障作为打造社会公平和维护社会稳定的工具,虽然不可避免地携带不同执政党及政府的意识形态烙印,但其均衡财富和促进社会正义的本质是相同的,并在发展进程中表现出共性的规律,即首先是社会保障立法先行,其次是社会保障与社会经济发展相适应,最后是社会保障各项目保持协调发展、多样化发展。❷

多数国家对社会保障的具体规定都是为了缓解利益冲突,政府采取立法措施,以促进社会向前发展。社会保障制度涉及的是经济利益之间的关系,所以实质上社会保障制度调整的往往是冲突的利益关系。从依靠家庭责任和互助慈善的社会保障发展到现代意义上的社会保障,是政府放弃自由放任政策转向国家干预的结果,各国社会保障法律法规都具有明显的强制性。但是社会保障制度的内容和模式一定要与国情相适应,水平要适度。从宏观上来讲,社会保障规模一定要控制在国家财政承受能力范围之内。因为在国家财政收入总额一定的前提下,如果用于社会保障的支出越多,那么必然会减少对经济发展的投入。总起来讲,社会保障支出的增长率要低于国民生产总值的增长率。从微观上来讲,为了鼓励人们多工作,防止社会保障成为奖励懒惰的工具,社会保障收入要低于劳动者的工资收入。

现代福利国家起源于 19 世纪 80 年代至 20 世纪 20 年代期间,起初是为产业工人和贫困人口提供抚恤金及社会保险,到 20 世纪 30 年代至 50 年代期间扩展成为全国提供一套收入支持和社会保险的制度。"二战"以后,英国建成福利国家,为因老、残、病、失业等因素造成无法获得足够收入的人口提供最低生活保障。医疗保险产生的初衷是调节收入差别、提高国家经济实力、维护社会安定,而不是医疗保障的融资问题。最早欧洲和美国的很多工人是通过疾病基金参保,这些疾病基金通常是由互助会、联合

---

❶ 王文素. 中国古代社会保障研究 [M]. 北京:中国财政经济出版社,2009:2.
❷ 郑功成. 社会保障学 [M]. 北京:中国劳动社会保障出版社,2005:57-60.

会和雇主赞助出资的，主要是用现金的形式来弥补因为疾病而导致的工资损失。当欧洲国家政府第一次强制工人参保和开始补贴自愿基金时，补偿工人工资仍然是主要功能，而支付医疗花销是次要功能。疾病保险建立的初衷是作为社会保险的一部分，社会保险主要是用来防范由于工伤、疾病、残疾、老龄和失业等原因造成收入减少而带来的风险。无论是德国的俾斯麦还是其他国家的领导人都有意识地强调工人对于国家的忠诚度，而否认它的社会主义诉求根源。因此，社会保险是一个防御计划，是由独裁政权和后来的自由主义政权用来将工人融入社会，稳定政治秩序的防御计划。政治领袖也相信改进劳动力和军队的健康及效率会带来红利（Starr Paul，1982）。由于所有这些原因——收入维持、社会主义的优先权、提高效率和增加权力，社会保险计划，包括疾病保险，最初是向工薪阶层扩展，后来才是他们的家属和其他人。

（二）财政学

财政学认为，在市场决定资源配置无效的情况下，如果市场经济得到的产出无法实现效率最大化，市场就会失灵，政府就有机会进行干预，从而提高经济效益，促进社会公平。如果市场中有些人或企业本身就是价格制定者，极端的情况是垄断，则有可能会通过减少供应而将价格提高到边际成本之上，那么资源配置一般是低效的。或者，由于交易的一方拥有的信息多于另一方，即信息不对称导致某种商品的市场不存在。或者由于外部性导致某种商品（公共产品）的市场不存在，当然就不会有市场有效配置这种商品。这种情况下，自由市场的资源配置既无效率，又缺乏公平。

纯公共产品必须具有两个特征：一是消费的非竞争性，二是非排他性。但是在现实中很少有这种纯公共产品，公共产品绝大部分属于准公共产品，即在某种程度上具有以上两个性质，但并非完全满足。公共产品的非竞争性决定了可以被消费者共同消费，所以生产者需要把所有消费者的偏好考虑进去。公共产品的最优选择是生产的边际成本等于所有消费者的边际收益之和。在有些情形下，私人部门可以克服"搭便车"，供给公共产品。但是在总体上，私人部门不会达到社会最优的供给水平。当私人市场供给公共产品存在市场失灵时，政府干预可以潜在地提高效率。能否达到最优效率取决于政府对公共项目成本和收益的衡量以及对社会有效决策的能力。

医疗保障系统相当复杂。从市场的角度看，健康系统由保险、医师服务、医院护理、卫生专业人员、药品、医疗设备等一系列相互关联的市场组成。当然也包括资本和医学教育，医学院培训的增加也会影响健康保险的成本和需求。当医生诱导他们服务的对象时，不但增加了医疗保障的成本，反过来又提高了对保险的需求。因此，市场产生的结果用简单的经济理论难以预测。另外，市场化强调选择和经济动机，每一个利益相关者在追求自己的私利过程中产生竞争。这一理论假定所有的利益相关者都是平等的，实际上并非如此。在医疗保健市场中，供应商有更大的市场开发能力。医师比患者具有更优越的医学知识，这也就是为什么患者要付钱给医师以获得他们的专业判断。而且，在面临紧急或严重疾病时，患者不一定有时间、有信息甚至想不到去比较价格。因此，在医疗保健市场存在信息不对称、不完善的委托代理关系和单一供应商的垄断。市场体系赋予强大的利益相关者以自由去利用市场势力获得最大利润。当保险或交付市场的调控不严格时，医疗费用就会上涨较快。因为这些更强大的利益相关者——医疗产品、服务供应商和保险公司会通过提高价格、诱导需求和风险选择等手段把消费者收入的更大份额转移给自己。而消费者的市场力量不足以约束这些行为。要求消费者直接支付服务的全部（或接近全部）价格，不足以让供应商为了增加利润而设置高价格、提供不必要的服务和引入新的昂贵的技术。

理论上，市场可以在没有政府参与的情况下提供医疗保健服务和医疗保险。但是，医疗保健涉及外部性，因为疾病是会传染或传播的，这也正是政府为确保他人健康而介入该领域的动机所在。而且，医疗保健也会涉及自然垄断，这种垄断以医疗行业专业人士的医疗知识的形式呈现。因为信息不对称，不能够期望患者清楚地对治疗方案进行优劣比较后做出市场决策，患者完全依赖于医生的建议，这种情况下的市场交易就会使患者受到潜在的经济勒索。通常情况下，在市场中，人们做出个人消费决策时，收益会随着消费的增加而增长，自愿支出得越多，收益通常也会越多。但是在医疗保健领域，信息不对称使得消费者对所购买的商品并不了解。因此，费用增加并不必然导致医疗保障质量的提高，医疗保健市场通常由政府加以管制。

为了使医疗和直接的市场交易分离开来，通常会涉及购买医疗保险。医疗保险可以让市场不再首要考虑金钱的因素，并且通过提供对大额不可预见的医疗费用的担保进行风险分散。在医疗保险市场，有大量的保险公司提供医疗保险，同时有大量的家庭或个人需要医疗保险。在供给等于需求时，市场达到均衡状态，此时，社会效率达到最大化，即任何认为医疗保险的价值高于其生产成本的人都能够买到保险。如此看来，医疗保险市场似乎是一个标准的完全竞争市场。然而，事实情况是，因为逆向选择、道德风险等原因，私人保险市场由于害怕而不可能为健康状况不良的人提供保险。而不被提供保险的人往往是医疗需求最迫切的人。而且，由于外部性导致低效率的产出，也就无法实现总社会效率的最大化，那么就存在通过政府干预获得效率改进的可能性。所以，当私人市场不能够为所有人提供足够的保险时，一种替代方案就是把医疗保健作为社会保障的权利，由公共财政来筹集资金。

三、理论意义

从理论研究意义的角度来看，本研究丰富和完善了财政学以及社会保障学方面的理论，通过对 1912—1949 年民国时期医疗保障历史的分析可以看到，这一时期的医疗保障呈现三大特点。其一，医疗保障意识与思想发生了变化，从传统的国家施予救济及宗族内救助观念逐渐向以国家责任为导向的现代医疗保障模式转变。其二，出现了国家对医疗保障立法和执法（实践）相悖的现象。按照社会保障的基本理论，政府作为社会管理机构，应该对社会稳定及向社会成员提供公共产品（包括准公共产品）负有不可推卸的责任。国家制定社会保障立法和为社会成员设计相应的社会保障制度是向社会成员提供公共产品的重要内容，但这些立法和制度只是国家履行社会保障职能的"前提"，不是履行职能的"现实"。本研究对民国时期的医疗保障历史进行全面梳理、归纳和研究，以"法规"为主线，以当时出版的书籍、期刊发表的论文为补充，展示了民国时期医疗保障的立法过程、主要内容和国家依法实施状况。其三，国家财力微薄，无法履行对医疗保障法规的承诺。无论是依靠借债为主要财政收入、军费债务费占财政支出超过70%的北洋政府，还是财政入不敷出、常年赤字、军费债务费占据财政支出80%的南京国民政府，都不能对所做出的制度规定贯彻实施，诸多的法律文件形同虚设，只能是一纸空文。一个入不敷出、整日为战争所困的政府无法充分执行那些关于民生的条例法规。

通过对1921—1949年的医疗保障历史和1949—2012年中国共产党领导下的新中国这两个阶段医疗保障历史的分析后发现，中国共产党领导下的医疗保障历史呈现四大特点。其一，新中国成立之前，中国共产党领导下的医疗保障实践囿于政权财力微薄，只能依靠群众路线，虽然进行了有益的实践，但终归没能够为根据地人民提供真正有效的医疗保障。由此可见，仅有医疗保障法律法规是不够的，还必须要有雄厚的物质经济基础作为保证。其二，1921—1949年的医疗保障历史与1949—1978年计划经济时期的医疗保障历史具有明显的承接关系。1921—1949年的医疗保障法律法规（例如《东北条例》）为新中国成立后计划经济时期医疗保障法规的建设奠定了坚实的立法基础。此外，1921—1949年在革命根据地不同时期的医疗保障实践（尤其是群众路线）为新中国成立后计划经济时期医疗保障制度的制定提供了实践依据。其三，医疗保障与国家的经济体制和政治目标密切相关。计划经济时期，政府决策权集中，政府动员能力强，但此时期的经济发展水平较低，财政能力较弱，政府强调政治责任。因此，虽然当时国力不强，但医疗保障取得了覆盖城乡居民面广、效率较高的成绩，与当时高度集中的经济体制和政府的治国理念以及追求社会公正的政治责任感密切相关。改革开放后，经济体制改革以经济建设为中心，政府工作重心转到经济增长上。医疗保障放手给市场以后，涌现出看病难、看病贵等一些问题。虽然期间经历了医疗改革的尝试（2009 年以前），但总体上没有得到大多数国民的认可。究其原因在于改革仍然沿袭医疗卫生市场化、商品化的模式，没有真正触及政府主导作用回归的关键问题。其四，医疗保障与政府的财政能力有关，但并不是因果关系。计划经济时期，政府财政收入虽然有限，但是政府卫生支出占卫生总费用的 80% 以上，患者自付部分低于 20%。计划经济时期医疗保障所取得的成就令世界瞩目。改革开放以后，政府财政收入总额比计划经济时期有较大增长，政府卫生支出占卫生总费用的比例持续走低，甚至在税制改革后，比例仍然呈下降趋势，一直到 2006 年以后才有所回升，但仍然没有达到改革开放初期的比例。因此，在此期间医疗费用激增的部分只能由个人负担，必然导致医疗保障状况的恶化。

通过研读 1912—1949 年和 1949—2012 年中国的医疗保障历史，本研究认为：虽然政府是否提供医疗保障是政府面临的一个社会和政治问题，但政府能否提供医疗保障却是政府面临的一个经济问题。1912—1949 年中国的医疗保障历史说明，经济基础和财政能力是政府提供良好医疗保障的必要条件。中华人民共和国成立以后的医疗保障历史说明，经济基础和财政能力并不是提供良好医疗保障的充分条件——对医疗保障的准公共性质保持清醒的认识才是关键。1978 年改革开放以后，尤其是 1992 年以后中国的医疗保障状况说明，并不是经济增长和财政收入增加就能带来良好的医疗保障，只有政府在明确了其责任并拥有足够财力的前提下，认清医疗保障对社会福利提高的重要作用，政府才能够减轻个人医疗费用负担，优化社会的效率和公平程度，把医疗保障作为准公共产品充分地提供给国民。

此外，通过对德国、英国、法国、美国等国家的医疗保障制度进行分析发现，各国医疗保障制度模式的选择与本国家的经济发展水平、政治制度、文化传统以及价值理念休戚相关。各国的制度体系值得我们进行分析研究，各国在建立和完善医疗保障制度过程中的规律性问题以及经验和教训同样值得我们借鉴。

四、现实意义

（一）为当今中国医疗保障制度改革提供经验

在中国这样一个大国，建立适应国情的医疗保障制度任重而道远，我们要从历史中吸取经验教训。通过对中国 1912 年以来医疗保障的发展历史及新中国成立以后医疗保障的改革历史进行分析研究，找出存在的问题，并有针对性地结合已有政治经济理论，找到解决问题的方法。本研究正是适应建立有中国特色的医疗保障制度的需要，面临中国新医改目前的境况，力图通过对医疗保障历史沿革进行研究，从中找到政府为国民提供医疗保障的基本规律。通过研读和分析，可以看出在医疗保障领域中国所走的道路从计划经济时期的国家主导模式到改革开放后尤其是 20 世纪 90 年代后的市场主导模式，然后再到 2009 年新医改后的政府主导模式。

（二）医疗保障制度的完善和发展对经济发展具有重大意义

社会保障制度作为"社会安全网"和"社会稳定器"，本身也是国家宏观经济的重要组成部分。拥有完善的医疗保障制度，人民不存在过度储蓄以预防"看病难""看病贵"，甚至"因病致贫""因病返贫"，国民消费的增长将是拉动国家经济增长的有效驱动力。一个国家经济和社会的发展离不开劳动力（包括脑力劳动者和体力劳动者），医疗保障对劳动力素质和数量的提高具有重大意义。因此，研究是否应该由政府向国民提供医疗保障、采取什么形式向国民提供医疗保障，无论是对于国民个人及家庭，还是对于整个国家，乃至整个世界，都十分必要且影响深远。

第二节　研究文献综述

一、民国时期医疗保障研究的现状

医疗保障是社会保障的一部分，社会保障是全社会采取强制或自愿捐助等方式筹集社会消费基金，对由于多种原因而使生活发生困难的社会成员给予物质帮助的社会稳定制度。"社会保障"一词在我国被理论界广泛使用是在近代美国社会保障法颁布之后，从英文"Social Security"翻译而来。但从专门史的研究和对社会保障实质内容（包括社会救济、社会保险、社会福利等）的考察来看，中国社会保障起源于奴隶制社会后期，在封建制社会不断得到完善（王文素，2009）。受西方思想影响，近代理论界更强调国家、政府或雇主应主要承担社会保障义务。康有为提出：应当去国界、种界、家界，一切财产归公，建立公政府，由政府承担公民的生育、教养、老病、死丧等事情（康有为，1956）。孙中山也主张主要由政府提供福利设施，在岳宗福、杨树标（2007）的论文中已述及："在国民政府社会部将《社会救济法草案》送交行政院的呈文中这样写道：'本法草拟之际，遵从国父遗教，体察现代趋势，亦即摈弃慈善观念，而进为责任观念。'"李锋敏（2007）也指出：毛泽东同志提出的"生存权、劳动权和收获权"的思想，对"根据地"社会保障法规的制定具有指导意义。王广彬（2000）是对社会保障立法进行较全面研究的学者，阐述了对近代社会保障立法发展的判断——民国是中国社会保障立法发展的最重要阶段。吕伟俊、岳宗福（2004）则专门对近代社会保障立法进行了研究，解析了近代中国社会保障立法的历史动因、思想渊源、立法活动和内容。上述研究为社会保障与法学、历史学等其他学科的交叉研究提供了空间。

相对来说，学者对社会保障制度与实践活动的研究比较薄弱。日本学者夫马进（2005）开始发表关于中国慈善事业的研究成果，但慈善事业仅是社会保障体系中以"自愿为前提"实施的部分。朱汉国（1996）在《中国社会通史·民国卷》一书中对近代社会保障的立法和实施情况有所介绍，但比较简单。宋士云（2004）对民国社会保障实践的研究较深入，但是缺乏从财政的角度探究社会保障实施不力的根源。张益刚（2007）研究民国时期的救济法。张亚飞（2011）探讨了民国时期人口迁移条件下国民政府开展社会保障立法的得与失。李新军（2011）对南京国民政府时期社会保险立法的不足及原因进行分析。此外，还有一些学者对地方社会保障实践进行了研究。如：房列曙（2008）对安徽社会保障的研究，王娟（2010）对北京慈善事业的研究，宿志刚（2008）对抗战时期陕甘宁边区退伍军人的安置研究，朱德明（2008）对浙江医药史的研究，周秋光、向常水（2009）对北京政府时期熊希龄与湖南的慈善救济研究，刘桂奇（2009）对广州社会的医疗救济研究，李国林（2003）对上海慈善组织的研究等，他们都选取不同地域与不同社会保障内容进行了细化分析。李文海《民国时期社会调查丛编》和蔡鸿源《民国财政法规集成》等史料的收集，为社会保障研究奠定了坚实基础。

当然，还有一些该时期医疗保障研究隐藏在财政史研究之中，例如，贾士毅（1917）、贾德怀（1946）、杨荫溥（1985）、秦孝仪（1985），但是在这些财政史研究的著作中，鲜有对社会保障设专章的研究，更没有从国家财政能力的视角对社会保障实施状况进行探讨的著作。

专门对民国时期的医疗保障进行的研究如下所述。周云（2011）在对北洋政府和南京国民政府时期的医疗保障、新中国成立前共产党的医疗保障主张和实践进行回顾，认为民国时期的国民党和共产党在医疗保障问题上有着某些相对一致的观念和举措：通过立法的形式确立公民的医疗保障权利；尝试医疗保障由救助型向保险型渐进；十分强调政府在医疗保障中的地位和作用。黄庆林（2005）对南京国民政府时期公医制度的产生背景和内容，以及推行情况进行了详细而全面的阐述，并在结论中认为公医制度推行的失败在于制度内容是"不切实际的空想"。郑志锋（2015）对革命根据地时期的卫生制度进行研究后认为，战争环境下的卫生制度经常是先有事实，然后才有制度，并没有系统的安排。樊波、梁峻、袁国铭（2011）就北洋政府时期的《严禁巫术令》、南京国民政府时期的《管理医院规则》《中央医院章程》《中央医院委员会章程》《县各级卫生组织大纲》及《公立医院设置规则》等中央政府对医疗机构管理的各项法律制度进行梳理后认为，这些立法条目虽然很多，但并没有真正关心到患者利益，空有其名。

二、新中国医疗保障立法与实践研究现状

首先是研究农村医疗保障的文献。集中在对农村医疗保障覆盖范围有待拓展、新农合待遇有待提高及医疗费报销手续有待简化等问题的研究上，目标都是建立新型的农村医疗保障制度。该类文献主要分为两类，一类是主张通过完善新型农村合作医疗来改进农民医疗保障待遇的，有张文兵（2003），夏杏珍（2003），王文素（2005），李和森（2005），封进、李珍珍（2009）等。另外一类是强调国家和政府对建立农村医疗保障制度的作用，其代表性文献有朱玲（2000）、欧阳仁根（2002）、王红漫（2004）、刘凤龙（2011）等，他们都强调各级政府应该承担起建立新型农村医疗保障制度的责任，并应该为农村医疗保障事业提供足够的资金支持。

其次是研究医疗保障"公共性"问题的文献。一些学者对中国医疗保障公平性进行了探讨，具体包括：一是聚焦医疗保障的公平性和可负担性研究，有代表性的文献为王绍光（2005，2006，2008）。对公平性缺失进行研究的有朱俊生（2009）、王俊华、马伟玲（2013）、任苒（2009）、顾昕（2010）等。二是聚焦改革开放以来医疗改革进程中政府各方作用弱化而导致的医疗改革不成功方面的研究，代表性文献有王绍光（2008），指出2000—2002年中国居民卫生支出占卫生总费用的比重高达60%，比历史上1980年的23%高出37个百分点，同期发达国家比例为27%，转型国家是30%，最不发达国家是40.7%。邓大松、胡宏伟（2008）认为我国医疗卫生领域存在政府投入二式化与公立医院行为异化、社会医疗保险欠公平、低效率、政府责任间接化等问题。刘美平（2011）用"简单市场化""过

度市场化"和"市场化不足"来概括中国的医疗卫生体制改革。顾昕
（2010）指出，在卫生筹资领域，政府公共财政责任不断弱化，从而造成
个人主要负担医疗费用，社会不公平现象加剧。潘常刚、吕国营（2009）
则认为，如果政府在医疗领域干预过度，则会发生挤占市场的不良效果。张
旭昆（2003）、朱铭来、丁继红（2006）、侯剑平、李宏伟（2006）、曹蓉、
张敏（2011）等分别从健康经济学、经济学、福利经济学、制度经济学角度
分析得出以下结论：医疗保障领域存在信息不对称和道德风险，因而有"搭
便车"行为、费用快速增长和可及性差等问题，医疗保障没有作为公共产品
进行提供是问题所在。

最后是研究医疗改革出路问题的文献。大量文献试图提出各种解决方
法。有些学者认为转换政府角色、强化政府责任是中国医疗改革的出路。
如封进、郭宝华（2008）认为政府部门应该加大资金投入力度和管理力
度，特别是要提高医疗保障的可及性。刘继同（2007）同样强调在整合过
程中政府应该加大投入力度。方鹏骞、董四平、肖婧婧（2009）认为医疗
服务的供方路径和需方路径是可以调和的，是公共产品两种不同的提供模
式。张晖（2011）认为城镇居民医疗保险制度对解决城镇困难群体的就医
问题作用不大，应该考虑与城镇职工基本医疗保险制度结合并加大对公共
卫生和社区医疗服务的投入。赵曼、潘常刚（2009）认为企业应该发挥载
体作用，重新承担社会责任。梁鸿、赵德余（2007）认为需要强化制度设
计与政府责任机制改革。张研、张亮（2011）研究数据表明，2010 年我国
已有近95%的人口被医疗保障制度所覆盖，2009 年我国全社会人均医疗费
用为953.5 元，全社会人均支付比例为51.7%，且呈逐年下降趋势。在各
种保障制度的风险分担下，居民个人支付比为48.8%，保障能力稳步提
高，保障制度抵抗疾病自然风险的能力增强。也有文献指出中国医疗保险
制度存在不足，提出改进的方法措施。高春亮、毛丰付、余晖（2009）认
为限制医疗改革的因素是财政约束、利益集团以及医疗改革的路径依赖，
打破利益集团化和部门利益化是重点。李玲（2009）强调医疗改革要回归
"以人为本"。胡大洋（2008）认为医保制度的整合应在城市化率较高的经
济发达地区展开；王东进（2010）提出了统筹城乡医疗保障制度建设的路

径和步骤：理顺管理体制，整合城镇基本医保、城乡居民基本医保和城乡医疗救助，建立一个统一的、确保公民基本医疗的基本保障制度。王庆彬、姜宝法（2010）建议优先把农村的新农合和城镇的居民医保两个制度进行整合，为完善医疗保障制度做准备。刘继同、陈育德（2006）提倡建立一个基本医疗保险制度，制定不同的基本医疗保险基金缴费标准，从而实现全民基本医疗保险。顾昕（2012）认为中国医疗保障体系进一步改革的重点和方向是实现集中化、一体化的全民医疗保险。

此外，曹蓉、张敏（2011）从制度经济学的角度分析我国医疗保障制度的发展历程，根据现行医疗保障体系中存在的问题提出改革措施：扩大医保覆盖范围，覆盖更多受雇劳动者；提高保障程度和制度的强制性；积极推进医疗服务之间的竞争机制。张旭昆、岑丞（2003）从健康经济学的视角提出建立类似于经理人市场的医生市场，对医生进行资格考核并加强监督等政策建议。侯剑平、李宏伟（2006）从福利经济学的视角提出，在市场机制与政府机制的结合中要明确政府与市场各自的作用。

从法律角度进行研究的文献有：孙艳芳、呼和乌路德（2005）从立法不健全、立法层次低和法律实施的机制不健全三个方面论述中国医疗保险法的不健全，并提出加快制定基本医疗保险制度基本法，健全基本医疗保障的司法机制，重视基本医疗保障专业人才的培养工作。欧阳仁根（2002）探讨为农村社会保障健康发展提供法律保障，做到有法可依。范仲文（2011）从制度的法制化与社会化程度、制度的覆盖范围与国民参保率、制度的福利性与保障水平三个方面对我国医疗保障制度的全民医疗实现程度进行评价，其中提到中国医保制度法制化水平有待提高，但是没有进行更进一步的详细梳理和分析。

三、综合述评

已有文献为本研究的写作提供了坚实的文献基础。但是，相关研究还存在有待完善的空间。具体如下：其一，目前对1912—1949年中国医疗保障的研究成果比较匮乏。尽管对近代社会保障的研究有一定的规模，可以为1912—1949年中国的医疗保障提供研究的基础，但是缺乏对医疗保障专门深入的研究。另外，对这一时期的社会保障研究本身存在两个问题：一方面，缺少对全国范围内社会保障历史（包括立法和实践活动）的研究；另一方面，对社会保障史的研究还停留在法律内容解析、立法过程方面。这些也是对该时期医疗保障历史研究时需要深入挖掘的地方。在现有的专门研究民国时期医疗保障的文献中，周云（2011）由于受到论文篇幅的限制，并没有对民国时期国民党政府以及共产党政权所颁布的有关医疗保障的法规进行更加全面而细致地挖掘，而且文献中虽然总结出政府的主导作用，但未对民国时期没有给国民提供医疗保障的原因进行讨论。黄庆林（2005）认为公医制度推行的失败在于制度内容是"不切实际的空想"，对深层次的原因——经济与社会条件的限制一语带过，没有做任何的分析，认为对1912—1949年中国的医疗保障进行的研究存在以下两个问题：对法律法规内容介绍不够全面；对医疗保障立法和医疗保障实践没有进行政府财政深层次的分析，仅认为制度"存在空想"，或是笼统归因于战争并不具有说服力。其二，目前对新中国医疗保障立法及实践的研究文献存在以下两个问题：①绝大部分文献集中讨论和研究20世纪90年代以及2000年以后中国的医疗保障，但是对于1949年至改革开放前医疗保障的历史进行的研究不够充分；②大多数文献尤其是讨论改革出路的文献主要截取医疗保障领域的其中一个或几个问题进行研究，缺乏整体性概况研究，并且对政府在医疗保障领域的作用缺乏主线讨论。本研究的主要目的是从中国医疗保障历史入手，通过对不同历史时期医疗保障制度的特点进行纵向比较与横向比较分析，总结政府在本领域角色的演变过程，为我国建立完善的医疗保障制度提供经验以及建议。

第三节　研究思路和研究方法

一、研究思路

本研究的内容主要包括医疗保障中的医疗保险和医疗救助，也会涉及公共卫生和防疫。之所以没有把医疗和卫生分开，是鉴于以下两个原因：第一，尊重历史。1912—1949 年的中华民国时期和 1949—1978 年计划经济时期的中国，公共卫生还非常落后，政府在医疗保障立法和实践中都会对公共卫生有所侧重。计划经济时期的中国建立起了比较完善的公共卫生体系，该体系使当时中国人口的健康状况得到极大改善。改革开放以后，在市场化方向引导下，中国大部分的公共卫生机构演变成为医疗机构。另外，随着时间的推移，当公共卫生状况得到极大改善以后，医疗对健康起到的决定性作用越来越被广泛认可。因此，1978 年以后国家在医疗保障领域的改革多是关于医疗领域的改革。第二，尊重医疗和卫生的客观联系。没有人能否定卫生和医疗之间息息相关，经常还会呈现因果关系，不可能把两者泾渭分明地分开。这一点从国际组织（世界卫生组织和世界银行）、世界各国的统计数据上也可以体现出来，没有一个组织或国家是把卫生和医疗区别开来进行统计，而是习惯上统称为医疗卫生费用，或者健康费用，或者卫生费用。又鉴于这些统计数据一般在 20 世纪以后才正式开始收集和统计，所以这些费用中医疗费用占绝大部分比例。因为本研究是对中国 1912—2012 年一百年医疗保障历史的研究，基于尊重客观历史事实和使用统计数据有效性两个方面的考虑，本研究并没有严格区分医疗和卫生。但是，在特别提到卫生或防疫时指的就是公共卫生和防疫的范畴，没有特别指明的时候就是医疗的范畴。在数据使用上，除了特别注明其包含的具体项目以外，书内统称为医疗卫生费用或医疗卫生支出。

本书的框架为：

第一章　导言。对本研究的现实背景和理论背景进行概述，明确本研究的核心问题及其理论和现实意义，介绍相关文献研究，介绍作者的研究思路和结构安排。

第二章　民国时期的医疗保障。主要对该时期民国政府不同阶段医疗保障法律法规、医疗保障实践以及各阶段财政收支状况的分析研究，探求该时期政府在医疗保障领域的作用。为了保证历史的完整性，同时考虑到医疗保障的延续性，把 1921—1949 年中国共产党领导下的医疗保障单独列为一节进行分析。

第三章 新中国的医疗保障。以改革开放为节点分为两个时间段进行研究：分别对 1949—1978 年以及 1978—2012 年两个阶段期间政府的医疗保障政策和实际效果进行分析。

第四章 中西医疗保障比较。本章主要就德国、英国、法国以及美国的医疗保障制度进行简要分析和比较。

第五章 结语。对中国医疗保障的特点、内容、医疗保险作用演变、公费医疗和劳保医疗进行总结。

二、研究方法

本研究将以财政学基本理论和社会保障理论作为理论基础，综合运用比较研究方法、历史与逻辑相结合的方法对医疗保障进行比较分析，重点从立法与实践、政府责任与财力的角度对政府在医疗保障领域的作用演变进行研究，为建立适应中国国情的医疗保障制度提供建议和参考。

第二章　民国时期的医疗保障

20 世纪初，中国的近代工业初具规模，工厂增多，工人也随之增多，机械化作业开始普及。大量的农民涌入城市成为产业工人，由于劳动者过剩，企业主对工人肆意压迫剥削。工人运动此起彼伏，国内外社会团体及社会精英对统治当局施加压力，要求保障产业工人劳动权利，提供社会保险。在当时的社会保障思想影响下，一系列重要的劳动保护法规陆续出台。这个时期虽然没有形成正规的医疗保障制度，但是民国政府所出台的一系列规章制度中已经萌发了近代医疗保障制度的雏形。

第一节　民国之前我国的医疗保障

在中国古代社会，国家已经有了提供医疗保障的意识，并建立医疗救助机构为大多数社会成员提供医疗保障。秦简《封诊式》记载官府将确诊为麻风病的患者"丙"送到"疠迁所"进行隔离，从而防止了传染病对于其他百姓的危害❶。秦汉时期在边界地区推行大规模屯垦运动，国家在这些地方设医疗机构（为置巫医，以救疾病，以修祭祀），为百姓疗伤治病。史籍中最早出现的专门救济贫病百姓的机构是三国两晋南北朝时期的"六疾馆"。此时期还设置了专门为贫困、年老患者治病的"坊"，这可以被确定为官府设立的首个日常医疗社会救助机构。自隋唐时期，养病坊成为完全由官府主管的医疗社会救助机构，国家用 2 ~ 10 顷土地上的收获物作为

---

❶　王文素. 中国古代社会保障研究［M］. 北京：中国财政经济出版社，2009：237 – 238.

提供给社会救助机构的经费。南宋时期，地方官府建立了惠民药局，为百姓医治疾病。金朝时期设置的惠民药局明确为官办机构，由官府委派太医轮流主持工作，并委派老年进士作为医药官，加强对惠民药局的管理，对来看病的患者提供无偿服务。元朝时期，太医院下设广惠司、御药局、惠民药局等机构，地方官府也积极建设惠民药局。明清时期也设惠民药局。

中国自古以来就有社会保障的理念，并且已经初具近现代保险原理的萌芽，但是所进行的经济补偿大多出于道义。鸦片战争以后，伴随着半殖民地半封建化程度日益加深，中国以魏源、郑观应、王韬和陈炽为代表的进步知识分子认识到"师夷长技以制夷"的重要性，开始引进并学习西方的先进文化思想，其中就包括西方近代的保险思想。进步知识分子把中国古代萌芽思想与西方近代的先进思想相结合，创立了近代中国的保险理论。任何人类思想的产生、发展和变化，都具有历史的传承性，社会保障思想亦如此。探讨 1912—1949 年中国的社会保障思想，我们必须回溯 1912 年中华民国建立之前 20 世纪之初的社会保障思想。当时的中国，正在进行着中国传统社会保障思想与西方社会保障思想的迅速融合。中华民国建立以前，康有为、梁启超等有识之士已经开始重视社会保障，并强调国家、政府或雇主在社会保障中应该承担主要责任。康有为曾经提出建立完全由政府来承担的社会保障制度，从而取代传统的宗族救助模式。梁启超则构建了新的社会保障制度模式，在这个模式里，结合了救贫济弱的传统社会保障思想和以教代养的西方社会保障福利思想，明确了国家责任的意识。国民党建立之初，孙中山的民生哲学成为社会保障的指导思想。孙中山明确指出，民生主义有关人民的生活、社会的生存、国家的生计和群众的生命。在《地方自治开始实行法》中规定：为未成年人提供接受教育的权利，为老年人提供养老的权利，为残疾人提供医治供养的权利，等等。孙中山在《国民政府建国大纲》第十一条规定，地方政府应该满足人们的育幼、养老、济贫、救灾、医病的需求。在"医病"的方面，认为如果穷人因为没有钱而得不到医治是不公平的，所以应该建立公共医院来收治这些贫苦的患者。这其实也是后来南京国民政府时期实行"公医制度"的由来。应该明确的是，孙中山的社会保障思想虽然强调民众"互助"的基础作用，但他明确主张由政府负责福利设施，利用国家资本，借助行政强制推行社会保障全面有效地进行。关于国家应该负起社会保障的责任，政府应该通过社会保障保护弱势群体的观点，孙中山多次在多种场合进行过阐述。此外，孙中山还亲自主持各种社会保障相关政策法规的制定，在有生之年始终践行他的社会保障思想。

1912 年中华民国成立前后，中国进入向工业社会的转型期。社会保障意识与思想发生了很大变化，从传统的国家施予救济及宗族内救助观念逐渐向以国家责任为导向的现代社会保障模式转变。

第二节　民国政府的医疗保障立法及其实践

一、国际国内社会保险概况

保险之事起源甚早。罗马时代就有所谓"collegia"，也就是工会里的人自由结合会社，是一种生老病死之经济互助的自由结合。因为当时这种自由结合的形式是最有需要的老弱病残不能接受的，健康和经济优越的人又不肯加入，所以其流行不起来，也成不了制度，利益也有限，只起到了金钱周转的作用，不能成为有组织的保险制度。然而要让社会保险普遍实施就必须强制执行。19 世纪，德国的俾斯麦首创强迫保险，他的提案在1883 年 5 月 31 日通过，次年1884 年 12 月 1 日实施。之后各国效仿，英国于 1911 年实施。世界各国仍以英德实施最为普遍，也最为完善，苏联后起直追。

普通保险分为疾病保险（包括母性保险）、老年及残疾保险、遗族保险及失业保险。疾病保险，又名健康保险，目的在于去除职工由于健康事件如疾病、分娩等而产生的不安。自 20 世纪以后国民健康问题逐渐引起各国政府注意，健康保险问题受到重视。工业越发达，工人人数越多的社会更注意工人的健康问题。疾病的防治无法依靠单个人的力量，需要依靠团体才能有效。而最有效的就是组织各种代表工人利益的友谊会、筹集互助金用来救济失业工人的援助机关以及保险计划等。由于受到工会以及社会学说的影响，政府对于保护工人各项利益的态度也发生了转变，由原来的漠视转向支持友谊社会运动（friendship society movement），并给以道德和经济援助。但是，互助运动成功后的五十年，各国雇主救济金及友谊社等也只包括少数工人，组织机构分布极其不均。疾病危险必须进行普遍而有力的预防，必须将自助保险制改为强迫保险制。政府意识到要把强迫保险视为天职，并应强制执行。1883 年德国、1888 年至 1891 年澳匈都先后采纳强迫医疗保险制度，20 世纪开始卢森堡、挪威、塞尔维亚、英国、罗马尼亚、俄国先后采取强迫劳动保险制。捷克斯洛伐克、波兰、澳大利亚、保加利亚、葡萄牙、希腊也相继采用此原则。法国经历四年的调查讨论和争执，决定设立一种大规模之疾病残废（民国时期医保相关条例均用"残废"，本书民国内容相关的"残疾"尊重其时代背景，不做修改。）老年死亡之强迫保险。日本和智利也于 1922 年和 1924 年实行强迫制度，澳洲及南非州各政府均派有专员研究强制社会保险制度，巴西则将强迫疾病保险一项列入劳工法。经过 40 年的强制实行，在世界各国，强迫原则已告胜利。而强迫疾病保险，在各国社会立法中占有极重要的地位。1930 年以后世界各先进国家均先后制定并实行疾病保险法。❶

中国保险业的萌芽滋生远在前清，民国以后才初具规模，并呈现出蓬勃气象，保险这两个字也才逐渐被人注意。截至 20 世纪 30 年代初，上海市华商保险公司 30 家会员公司中，除了华安、华成、华兴三家是在光绪三十一年至三十二年创立以外，其余都是随民国而诞生。外商在华经营的保险，以水火险为最多，人寿险占少数，最占优势的是英国和美国，日本和德国等次之。外商营业的中心地都是上海。最具实力的保险公会分别是上海火险公会，上海水险公会，华北汽车险公会。保险业呈现出蓬勃的景象，金融界方面给予了不小的助力，全国各大银行直接或间接地扶植了一些规模较大的保险公司与外商公司相抗衡。全国 40 家华商公司的资本总共

❶ 张启源，比较社会保险制度：下 [J]，聚星，1948（3）14 – 19.

有 5720 余万元（实收仅 3800 余万元），其中 500 万元者有 5 家，100 万元至 300 万元的有 19 家，其余皆在百万以下。这与外国公司比较起来，当然是相形见绌，望尘莫及。但在经济落后，产业经济不发达的民国，短期内能有这样的进展，已属难得。上海市保险业同业公会和中华民国保险学会两个团体负有发展中华民国保险业的重任。1940 年，对中华民国 40 家保险公司调查中发现，40 家保险公司中，只有 2 家是政府经营的，其余都是商办的。7 家经营人寿保险，28 家经营损害险，2 家经营人寿和损害险，2 家以保险为副业，还有 1 家则经营一般的保险业务。保险公司总行大部分设立在沿海都市，主要是上海和香港，有 3 家总行设在重庆，2 家在新加坡，1 家在北平。●

二、民国政府的医疗保障立法和实践

中华民国成立以后，在社会保障立法、规制方面力图与世界接轨，短期内涌现了大量社会保障法规。20 世纪 20 年代的北京政府颁布了一些涉及社会保障的法规，至南京国民政府时期，一系列社会保障法规相继颁布，"实施劳动保险制度"列入《中华民国训政时期约法》中。1946 年11 月国民大会所制定的《中华民国宪法》第 155 条明文规定：国家为谋社会福利，应实施社会保险制度，社会保险制度势在必行。社会部为配合宪政实施，奠定社会安全基础，于 1947 年 5 月参酌各国保险立法趋势，审度国内实际需要，先行修订《社会保险法原则草案》，内容包括保险宗旨、保险种类、被保险人之范围、入保方式及其限制、保险费率之规定及其负担、保险给付、受领保险给付的限制、预防设施、保险机构、保险基金、诉讼与诉愿、保险法规和实施程序等项，呈送行政院于 1947 年 7 月审查通过，并呈送国民政府，于 10 月 31 日经国务会议修正并通过，令主管机构草拟条例。同时社会部并呈请奉准设立中央社会保险局筹备处，办理社会保险的基本工作，但是南京国民政府的财政支出主要用于军事开支和债务

● 莹. 中国的保险公司：四十家保险公司的调查 [J]. 商业杂志，1940 (1)：64.

开支，绝大多数社会成员并未享受到法律规定的社会保障待遇。

在中国历史上这一时期，外有多国列强虎视眈眈和对日抗战；内有军阀连年混战，民国政府能够颁布社会保障相关立法，说明当时的政府在治国理念上非常重视社会保障。其中社会救济是社会保障的重要组成部分（包括医疗救助），而相关社会保障内容则涉及生、老、病、死、伤、残等多个方面，也都在立法者的考虑范畴之内。其中医疗保障是本章研究的重点，主要包括医疗保险、医疗救助，也会涉及卫生防疫。

（一）北洋政府的医疗保障立法和行政

1912 年中华民国成立，将民政部改为内务部，卫生司照旧。❶ 袁世凯当政以后，改卫生司为内务部警政司卫生科。1916 年，黎元洪又恢复卫生司。但实际上，外交、农工、教育及海陆军各部也都设有卫生行政部门。

1912 年颁布《暂行传染病预防法草案》，防范疫病蔓延开始以政府法规的形式出现，这在中国传统社会救济中是绝无仅有的。

1914 年 3 月，北洋政府公布《矿业条例》，规定如果矿工因工作负伤或导致疾病，甚至因工死亡时，矿业权者应给予医药、抚恤等费；❷ 随后又公布了《矿业条例施行细则》，进一步详细规定了具体操作办法。虽然这两个条例并没有得到有效的实施，但这是首次在成文的法规中涉及劳动者权益保护，被认为是"吾国保护劳动立法之始"，也应该是中国劳动保护立法中正式涉及医疗保障的开始。

1914 年 7 月 10 日北洋政府公布了内务部组织法，设总务、民治、警察等司。其中民治司掌管的业务包括救济与慈善。

1923 年 3 月，农商部向农商法规委员会提出《工厂法草案》，后被委员会修订为《工厂暂行规则》，然后提交农商部。农商部将其更名为《暂行工厂通则》并公布实施，这也是北洋政府第一个涉及劳动保护的专门法

---

❶ 1902 年，袁世凯任北洋都督时在天津巡警所内办卫生行政。1905 年巡警部警报司内才设立卫生科。1906 年卫生行政改到民政部，成为卫生司。

❷ 王清彬，林颂河等．第一次中国劳动年鉴：第三编［M］．北京：北平社会调查部，1928：206.

规。《暂行工厂通则》规定，因为工作而导致伤病的工人的医药费应该由工厂主负担，而且工人在伤病期内应得的工资不得扣除。

1923 年 5 月，农商部公布实施《矿工待遇规则》，规定如果矿工因为工作而受伤，矿业权者应该为其医治并负担医药费用，而且矿工在伤病期内应得的工资不能被扣除；如果矿工因为工作受伤而导致失去工作能力，或部分失去工作能力，矿工应该得到一年以上的工资。另外，政府还公布了《矿厂钩虫病预防规则》，对矿区的安全卫生防护工作做出具体规定，可以说是政府在医疗保障立法方面的又一进步。

1924 年，孙中山所著的《国民政府建国大纲》对行政院进行了改革，但是没有设置专门负责社会事务的机构。1925 年 7 月 1 日，政府又公布了《中华民国国民政府组织法》，也没有设置管理社会事务的部门。

（二）南京国民政府的医疗保障立法和实践

北伐战争结束后，政府开始重视社会事务的管理。1928 年内政部公布管理各地私立慈善机构的规则，使当时的社会救济事业逐渐步入正轨。1929 年国民政府赈灾委员会成立，第二年又将其改组为赈务委员会，管理全国赈灾事业。1931 年以后因华北水灾严重，国民政府又组建了救济水灾委员会，同时设立了工赈处。1938 年，在中国国民党第五届四中全会第四次会议上做出决定，将中央民众训练部改为社会部，并于国民党第五届四中全会第四次会议第 75 次常会上通过了社会部组织条例，社会部于同年 5 月在武昌市开始办公。1940 年 4 月，社会部正式隶属于行政院。这次机构调整的主要理由是"党之社会政策，藉政府功令以实施；社会事业，假政府力量以建立"[1]。社会部负责的业务包括社会救济和福利事业的倡导、实施与管理等。社会部在 1940 年 11 月 28 日正式成立，内部组织仍然保持原来中央社会部的既有形态，在组织法中规定设总务、组织训练、社会福利三司及合作事业管理局。1941 年国民政府核准将原统计室扩大改为统计处，迁都到南京后扩充为人民团体司、工人司、社会福利司、社会救济

---

[1]　秦孝仪. 中华民国社会发展史［M］. 台北：近代中国出版社，1985：1917.

司、妇女儿童司、工矿检查处、劳动局、合作事业局、社会保险局。

关于国家公共卫生行政，民国成立后于内务部设卫生司。1928年撤司改部；1929年缩部为署，仍然隶属于内政部；1936年改为隶属于行政院；1938年又改为隶属内政部；1940年再改为隶属行政院；1947年将卫生司扩充升级为卫生部。

地方卫生行政相对残缺。在1929年，县卫生工作隶属公安局；而省在1934年以前没有设卫生专管机构。卫生行政与社会行政须相互配合之处颇多，例如，1946年社会部与卫生署共同公布《各地方推行义诊办法》；又如，妇幼卫生、社区营养、老人医疗、保险医疗、工业卫生也都与社会行政密不可分。

1923年3月，农商部以部令形式公布了《暂行工厂通则》，虽然该《通则》最终没有得到"国会"批准，但却是民国时期的第一部工厂法。其中非常重要的一条规定就是：女工生育要给予优待。

1926年10月，国民党最近政纲提出要制定劳动保险法，其中包括工人失业保险、疾病保险及死亡保险等内容。

1928年，《各地方救济院规则》颁布，其中规定在现有救济院里再分设养老所、孤儿所、残废所、育婴所、施医所等。救济中必然会涉及向患者提供医疗救助。因此，救济院按照各个职能所的情况分别选聘教员、医师、看护妇等若干人。对养老所内患疾病的老人，应及时送入施医所诊治；如果发现有患传染病的人，还须进行隔离。"施医所为疗治贫民疾病并辅助卫生防疫各行政而设；施医所医士需要善于医术，并取得官署许可证，经过竞选才可得以聘任；施医所应设医士室、诊士室、手术室、药剂室、挂号室、特诊室"。并明确规定"施医所医士不许收患者馈送"。❶ 1928年12月29日卫生部连发第二号和第三号令，分别咨农矿部和工商部协助复查健康保险推行及劳工卫生改善情况。

1929年1月5日卫生部又发第一号咨天津和北平特别市市政府关于调查全国医药状况之调查表样式。1929年2月咨铁道部和交通部卫生保险及

❶ 蔡鸿源. 民国法规集成：第40册［M］. 合肥：黄山书社，1999：3.

抚恤等办理情况。

1929 年年初，工商部拟定《工厂法草案》，经国民政府函送中央政治会议提请第 172 次会议讨论，经各委员研讨后，拟定《工厂法原则》，提经中央政治会议第 177 次会议决议通过，其中明确规定不准女工在产前、产后相当期间内工作，女工的工资须要照发。同年 12 月《工厂法》全案通过。规定"女工分娩前后，应停止工作，共 8 个星期，工资照给"[1]，没有限定产前产后各休息多少时间，由女工与工厂自由协定，不受法律束缚。关于伤害赔偿，第 45 条规定因为执行职务而导致受伤或生病的工人，其医药费应该由工厂负担；如果暂时不能工作的工人，工厂还应该每天给工人平均工资的 2/3 作为津贴；但是如果 6 个月工人还没有痊愈，那么津贴减到平均工资的 1/2，以 1 年为限；如果工人因工受伤或生病后最终导致残废，工厂要给工人 1 年到 3 年的平均工资作为津贴；如果工人因工受伤或生病后最终导致死亡，工厂需要给以丧葬费 50 元，工人遗族抚恤费300 元，以及 2 年的平均工资。[2]

1929 年，南京政府劳动法起草委员会编纂的《劳动法典草案》，其中一篇《劳动保险草案》第二章就是关于"疾病保险"[3] 的内容，以"减免劳动者因疾病、分娩或死亡时所受经济上之损害为目的"。疾病保险采用强制保险原则，规定凡是为工资工作的劳动者，除有特别规定外，都是强制的被保险人，同时，法律规定，鉴于国内产业现状，有些不便马上实施该法，暂不定为强制被保险人。另外，没有工资的学徒，在家庭内部进行工业劳动并取得工资的劳动者和在家内工业劳动的业主将以另外的法令做出规定。其第 4 条规定：不满 1 个月之临时雇工及 1 年薪金超过 1200 元之员工不为强制被保险人，以员工薪金金额为强制被保险人资格之标准，主管官应依照地方生活程度变更之。另外，"国家之公共团体之职员""自由职业者如律师医生教师等""家庭之仆役""农林业之劳动者"都不是强

❶ 蔡鸿源. 民国法规集成：第 40 册 [M]. 合肥：黄山书社，1999：7.
❷ 谢振民. 中华民国立法史 [M]. 北京：中国政法大学出版社，1999：1098 – 1107.
❸ 关于 1929 年《劳动保险草案》中"疾病保险"的资料，如果不做特别说明，均引自：吴耀麟. 社会保险之理论与实际 [M]. 上海：大东书局，1932：235 – 258.

制被保险人。"事业主对于有疾病之员工如继续发薪或予以相当于疾病保险给付之救济时，得申请主管官豁免其员工为被保险人之义务"。任意保险人包括："一年劳动所得不满1500元之小事业主""事业主之家族在其事业场工作而无契约并工资者"。

疾病保险的给付范围主要包括"疾病给付、分娩给付、丧葬费及家族扶助"，给付方式分为正常给付及附加给付，其中正常给付是指规定中的最低限度给付，而附加给付是在报销社有结余财资时，在规定范围之内，按照章程在正常给付之外再给付。

疾病给付。被保险人有疾病时应获得疗养给付和疾病津贴。诊查费、药剂或医疗材料费、手术费、看护费、患者移送费等都包括在疗养给付的范围之内。手术给付除了有紧急必要外，一次费用以20元为限；看护及患者移送给付以保险社认为必要时为限；患者诊查或手术给付规定，被保险人得于保险社指定医生中选定一人进行治疗，除了得到保险社认可外不得为同一疾病而更换医生，被保险人各项符合规定条件下，保险社无正常理由不得拒绝保险之认可和给付。被保险人在医生开具药方后应到保险社所指定的药剂师处领受药剂。有下列情形之一的，保险社可以让被保险人疗养费代替现实疗养：保险社对于现实疗养认为有不便时；被保险人不便接受保险社所指定医师的治疗，申请疗养费经保险社许可时；被保险人在紧急时到不能接受保险社所指定医生治疗，申请疗养费时，除了前面的规定外保险社得规定以疗养费代替现实疗养的理由。至于疗养费所需金额以现实疗养给付所需金额为标准，由保险社指定医生决定。被保险人因为同一种疾病或有因果关系的继发疾病领受疗养给付时，时间不能超过180天，并且在1年内合计领受疗养给付天数也不能超过180天。疗养给付期间可以延长但不得超过300天。被保险人还有疗养必要时由本人或第三者提出担保并承认负担疗养费用，申请保险社继续给予疗养，申请时申请书内须记明以下事项：被保险人之姓名和其被保险证号码、继续疗养预定期间、预定期间内所需疗养费用、现任疗养医生姓名及住址、担保品种类、数量及价格。

关于疾病津贴也有具体规定。保险社对于因疾病不能工作的被保险人，自其生病后的第四天起，如在第四天后仍不能工作时，从其不能工作之日开始给付疾病津贴，其金额为其标准工资的 1/2，但根据章程最高可以增至其工作的 2/3；被保险人因同一疾病或有因果关系继续发生的疾病，其所领取疾病津贴的天数合计不得超过 180 日，并且在 1 年内领取疾病津贴的时间合计不得超过 180 日，根据章程延长者至多不得超过 300 日。保险社认为必要时得使被保险人入院治疗，如该被保险人有家庭时须得本人同意，但是下列情形不在此限："在家庭不能疗养之疾病、传染性之疾病、患者屡次违反医生关于疗养上之指导、患者之状况仍须医生继续注意"。保险社对于住院的被保险人应给予疾病津贴，被保险人不须维持其家庭生活时给予其标准工资 20%；被保险人的家庭由被保险人维持生活：供养 1 人时，给予其标准工资 30%，有 2 人时给予 40%，3 人以上时给予 50%。另外，被保险人因病状不能入院，或有重大理由需要留住家庭时，保险社经本人同意，需要派人看护及治疗，保险社需要核减其疾病津贴，但不得超过其原额的 1/4。

分娩给付。分娩给付规定被保险人分娩可以领取分娩费 20 元。此外，在分娩前 4 个星期和分娩后 6 个星期不能工作，在此期间可以领取标准工资的 1/2，根据章程领取额度最多可以增加至其工资的 2/3。如果分娩日期延迟于当初预定之日期时，产前的津贴可以延长 1 星期。保险社章程还规定：被保险人产后 12 个星期内，可以领其标准工资 1/4 的哺乳津贴费。保险社经产妇同意可以将产妇送入医院，产妇入院时，其分娩津贴费适用疾病津贴的规定。保险社经产妇同意可以派人至其住宅接生看护时，保险社核减其分娩津贴，但不得超过其原额的 1/4。如果被保险人在分娩前一年以内才加入保险，并且保险期不满 6 个月时，分娩津贴则无法领取，但是如果保险期满 3 个月，则可以领取分娩费以及接生看护的给付。产妇于产前 10 个月内，因移转劳动前后加入两个以上保险社时，各保险社须按照其保险日数分担保险给付，但给付的全部金额由最后的保险社直接支出，之前保险社于其所应分担的部分与最后保险社进行结算。被保险人于领取分娩津贴期间不得领取疾病津贴，领取分娩津贴的期间不得视为领取疾病津贴的期间。被保险人丧失被保险资格后 6 个月内分娩时，仍然可以领取保险给付。保险社根据章程对加入保险 6 个月以上的被保险人给予以下两种优待：其一，在分娩时无偿供给医生或接生妇；其二，因妊娠不能工作时领取妊娠津贴，与产前津贴合计不得超过 6 个星期。

丧葬费。被保险人丧生或获得保险资格后 1 年内不能工作，并因在保险时期内所得之疾病而致死亡时，得领取丧葬费。

家庭扶助。保险社章程中规定在以下情形中对于被保险人的家族给予扶助：家族发生疾病时给予治疗；妻分娩时供给医生或接生妇；配偶者或子女死亡时给予丧葬费，但配偶者的丧葬费不得超过被保险人丧葬费2/3，子女每人的丧葬费不得超过 1/2。

《劳动保险草案》中对于保险给付减免或停止都有具体规定。被保险人故意或有犯罪行为致发生疾病不得请求保险给付；被保险人因争斗或沉醉致发生疾病时，保险社不发给其疾病津贴的一部分或全部；被保险人在疗养中无正常的理由而不服从医生的指导，导致疾病加重时，保险社扣发一部分疾病津贴；被保险人无正常理由拒绝医生的诊断时，保险社扣发一部分疾病津贴；被保险人以欺诈或其他不正当行为领取或欲领取保险给付时，于其行为后一年内发生疾病时，保险社扣发其保险给付的全部或一部分；被保险人被拘留时、入惩治院或感化所时、未得保险社的同意前往外国时、外国人被驱逐出境时，其期间内发生保险事故，保险社不给予保险给付，如被保险人为领取保险给付权利人时保险社停止保险给付。但是在停止保险给付时，在其期间内其国内之家属根据疾病津贴之规定领受家属扶助。

《劳动保险草案》规定："疾病保险人，为地方疾病保险社及事业疾病保险社"。对于保险社社员、组织、章程都有具体规定。"因解散而消减之事业疾病保险社之权利义务由政府继承"。"地方疾病保险社之章程由政府制定提出，与有关系之事业主及劳动者之大会征其同意。事业疾病保险社之章程由事业主制定提出，与其事业内有被保险义务之劳动者大会征其同意"。

关于保险经费规定政府负担地方疾病保险社的事务费，政府每年给予事业疾病保险社津贴 500 元作为事务费。疾病保险金计算方法以被保险人的标准工资率乘以保险金率。强制保险人保险金由事业主和劳动者各负担一半，任意保险金由本人负担。保险社对各被保险人须用统一的保险金率，但对于易生疾病事业的被保险人，依其事业种类实行差别保险金率。

1929 年 12 月公布、1931 年 8 月实施的《工厂法》第 45 条规定，在社会保险法没有实施之前工人因执行公职而不幸导致伤、病、死亡的情况下，应该得到工厂所给予的医药补助或（及）抚恤费。具体的医疗补助和抚恤标准分为以下几种情况：第一，如果工人因为生病暂时不能工作，工厂除了需要负担工人的医药费以外，还要给工人每天 2/3 的平均工资作为津贴。如经过六个月，尚未痊愈，其每日津贴得减至平均工资的 1/2，但以一年为限。第二，如果工人因为伤病而致残，从而导致工人永久失去全部工作能力，或者导致工人失去部分工作能力，那么工厂需要发给工人残疾津贴。津贴数额的发放标准根据具体的残疾轻重程度不同而不同，上限为 3 年的平均工资，下限为 1 年的平均工资。第三，如果工人因伤病最终导致死亡，那么工厂除给以五十元之丧葬费外，应给以其遗族抚恤费三百元及两年之平均工资。平均工资之计算以该工人在厂最后三个月之平均工资为标准。丧葬费及抚恤费应一次给予，但伤病津贴、残疾津贴得按期给予。第 37 条规定，女工分娩前后，应停止工作共八个星期，工资照给。

此外，上海市政府于 1931 年 12 月 29 日公布的上海工人待遇通则也有类似的规定，第 19 条规定，雇主对于女工分娩前后，应酌情给假四星期至六星期，工资照给。第 22 条规定，在劳动保险法则施行前，工人在厂因执行职务致伤病确有实据者，雇主应负担其医药费，在医治期间三个月内，不得解雇，并须每日酌情给平均工资 1/3 至 2/3 的津贴。第 23 条规定，伤病工人死亡时，雇主应给三十元之丧葬费及平均工资一年至两年之遗族抚恤费。第 24 条，伤病女工治愈后，雇主应根据具体情形分别给予残疾津贴，但工厂资本在五千元以下者，得呈请社会局核减其数目。终身残疾丧失工作能力者，应给予平均工资一年至两年之津贴；身体受伤，只能从事轻便工作者，应至少给予平均工资半年之津贴。

1932 年 12 月修正的《工厂法》明确规定工厂需要配置公共卫生设备，包括医疗所、厕所、浴室、饮水处等。此外，还明确规定工厂要为劳工提供疾病救助和工伤抚恤。具体规定的内容包括：第一，工厂要给因工致伤的工人提供医药补助费；第二，工厂不但需要负担因伤病暂时不能工作的工人的医药费，此外还要每天给予 2/3 的平均工资作为津贴；第三，如果工人 6 个月以后病还没有痊愈，工厂每天所给的津贴减少，津贴数额减少至 1/2 的平均工资，期限为 1 年；第四，女工应该在生产前后 8 个星期休假，不再工作，但是工厂要照付此期间女工的工资；第五，如果工人因为伤病而致残，导致工人永久失去全部工作能力，或者导致失去部分工作能力，那么工厂需要给工人发放残疾津贴。具体的津贴数额根据具体的残疾轻重程度不同而不同，上限为 3 年的平均工资，下限为 1 年的平均工资；第六，如果工人因伤病最终导致死亡，那么工厂需要给予丧葬费，数额为 50 元。此外，工厂还需要给予死亡工人家属抚恤费，抚恤费数额为 300 元以及死亡工人生前两年的平均工资之和。❶

　　1931 年卫生部《健康保险计划书》颁布。明确指出实行健康保险制度的目的就是要使大多数人民之经济生活能得安定，促进民众福祉。期望达到的效果是调节一般民众与社会经济，提高国家劳动生产率，完善公共卫生设施，使民众多获利益。健康保险制度分为灾害保险、疾病保险、残废保险、养老保险、遗族保险、失业保险。其中，疾病保险条例规定：凡不因业务而致病伤残其收入在一定数之下者，保险费由本人及雇主国家共同分担。被保险者一旦有病伤即可赴指定医院救治。按章减免治疗费。但逾一定时期仍照章增纳费用。其死亡者应予埋葬费及遗族给养年费或子女教育费至一定年限停止。妊产保险也属于疾病保险。保险费由被保险本人或关系人自动付纳。被保险者自有妊娠日起至生产后相当期内一切疾病诊治费、分娩接生费、手术费及分娩期间内给养补助费都由保险机构支付其全部或一部分。设置健康保险设计委员会来设定政府施行健康保险方针及范围、审定推行健康保险方式并训练相应人才、审拟健康保险各种法令、调查各工厂生产能力及工资现状、规定各种标准保险金率、调查红利津贴养老费人力股等旧制、筹建或商洽各种保险病院疗养所等医事机构，在各地

---

❶　蔡鸿源. 民国法规集成：第 86 册［M］. 合肥：黄山书社，1999：10.

平均配置、筹办各种有利事业，并扩充整理已开办的有利于社会健康保险本身的事业，共谋统一管理、筹设健康保险储蓄银行、筹设各地健康保险机关办事处、筹设健康保险监督机关。设计委员会在全国健康保险各种设施齐备后即可取消，将职权交予全国保健委员会（或全国健康保险委员会）。确定健康保险银行。第一步，先由健康保险机构就各处银行中商定一到两个银行存储保险款项。第二步，由政府明令在国家银行及邮政储金处中设立福利健康保险组。第三步，由健康保险机关国家银行及其他银行合组健康保险储蓄银行，在可能范围内集股办理，其目的是为管理保险存款，管理国库补助，筹措有利营业以及保管医事设施资金。另外，设立健康保险监督——仲裁机关。在地方由各保健委员会评议会及相关官署公共团体进行监督。中央则由监察院审计部及行政院卫生部、财政部、工商部、交通部、铁道部、教育部、内政部等关系机关所特派人员组建健康保险监督委员会处理各种事项。但委员个人不得兼任健康保险事业执行职务。如发生纠纷事件，先须经监督机关仲裁，如监督机关不能处理，或其事件性质涉及司法范围，则依法起诉，由法院处理。根据实际财富状况及医事设备与人才缺失情况适用于较大工厂、矿场及交通机关的疾病灾害保险、教育机关养老保险先行试办。然后推行到发达地方商业界、农业界，再次才能扩大实行全国民众健康保险。国库更应每年准备若干款项专供健康保险及公共卫生事业建设辅助之需。如果仅靠保险费来维持健康保险事业，肯定有运转不灵的时候，所以国家须先定政策。实施健康保险以增进人民福利为目的，尤其应先实施于有组织的劳工及各机关各团体，然后再推行实施于无组织的农民及其他民众。

1932 年，更加具有强制性色彩的《强制劳工保险法草案》作为国民政府的第一部社会保险单行法规出台。草案规定凡适用于工厂法的工厂，或适用于矿业法的矿场，其受雇人均为强制伤害及疾病保险的被保险人，但不满一月的临时雇佣人及年薪超过 1200 元之职员，不在此限。但是，凡从事含危险性或有碍卫生工作的受雇人，经主管官署指定后，也是被保险人。保险人对于被保险人疾病或分娩时，除给付实际医疗费或分娩费外还给付养病津贴或生产津贴。疾病，自生病之日第四日起，至病愈日止，每

月给以工资 60%，如经过六个月尚未完全痊愈时，其每月津贴得减至
40%，以一年为限。分娩，按工厂法规定，在分娩期间内工资照给。被保
险人因病或分娩导致死亡时，除给丧葬费以外，再给予遗族恤金，有依赖
被保险人维持生计的亲属三人以上者给以一年工资；有亲属二人者，给以
六个月工资；有亲属一人者，给以四个月工资。该草案对疾病保险费有了
更明确的规定，即由被保险人每月缴纳工资额的 2%，事业主负担保费
的 3%。

1941 年，《实施公医制度以保证全民健康案》颁布，规定要把公医制
度作为国家的行政目标之一，最终达到"人口死亡率、产妇及婴儿死亡率
降低，传染病得到抑制，国民健康得到增进"的目标。议案认为健康是全
国民众应该无条件享受的权利，政府应该全权负责全部国民的健康，由国
家来经营医疗卫生事业，国库或地方自治经费给予经费支持。❶ 按照要求，
国民政府卫生署颁布先在部分地区实施公医制度的政令，医疗人员被派往
各个地区开始推行这一制度。这是国民政府贯彻孙中山先生的民生思想，
以实现全部国民具有无条件享受健康权利进行的有益尝试。

1942 年，根据 1941 年的《社会保险法原则草案》基本要求，国民政
府社会法临时起草委员会起草了《健康保险法草案》。社会部办理社会保
险实施的第一步是决定为公务员健康保险其实施范围初期定在陪都（重
庆）各机关及公立中学大学，如有成效再推行至后方各地，预计七月中旬
即可实施，由社会部主持。详细办法如下：一，各机关人数，超过三百名
者，自行组织健康保险社，不满三百名者，可加入社会部办理的机构，保
险本定为百分之二，公务员与服务机关各担其半；二，健康保险性质暂分
死亡与伤害两种，如保险者在保险期限内死亡，主管机关须付保险费，死
者全年薪给十分之六，如保险者受有意外伤害，各主管机关须负责为其治
疗，并偿付等于六个月薪的保险费。

1944 年，《传染病防治条例》颁布，明确规定防治有机结合。具体规

❶ 周云. 民国时期的中国医疗保障探研 [J]. 武汉科技大学学报（社会科学版），2011
（1）：84–88.

定如下：第一，公共卫生方面要实行饮水消毒，注重保护公共水源，消除垃圾污水，对水井、水道、公私厕所进行改良，必要时应该实施粪便消毒，拆除有碍卫生的厕所，消灭蚊蝇蚤虱鼠，推行防鼠建筑；第二，禁止随地便溺，禁止随地吐痰，禁止贩卖各种病死禽兽体；第三，省卫生主管机关应该在传染病流行时设置医疗防疫队，负责传染病防治；第四，如果没有专门的传染病医院，就需要在普通医院内设置隔离病室，必要时开设临时传染病医院；第五，卫生主管机关应按期对民众进行预防接种。

1946 年公布、1947 年实施的《中华民国宪法》第 155 条明确规定，国家为谋社会福利，应实施社会保险制度。人民之老弱残废，无力生活，及受非常灾害者，国家应予以适当之扶助与救济。❶《中华民国宪法》第157 条规定，国家为增进民族健康，应普遍推行卫生保健事业及公医制度❷。规定由政府负责国民健康，国家经营医疗卫生事业，并且预防与治疗共同推进，以降低人口死亡率、遏制传染疾病流行、降低产妇及新生儿死亡率、增进国民健康为目标。卫生署对相关公医制度的推行工作做出严格规定，具体如下：第一，公医人员资格。公医人员必须是接受过专门训练，具有两年以上专门技术经验并且工作成绩优异，持有教育部认可的学校证书和职业证书；卫生署直接选派公医人员。第二，公医人员的活动。派驻服务机关的上级领导对公医人员实施监督指挥，公医人员一经录用，不可自由离职或调动。第三，公医人员的补助。卫生署拨发公医人员的工资和技术津贴，派驻服务机关依法支付公医人员其余的生活补助费、食米代金等战时津贴。第四，人才培养。医事学校的毕业生通过参加公医事业充实技术经验，并享受免筹待遇，医药院校学生毕业以后想要自己开业，必须首先为推行公医制度工作满 4 年。可见，公医制度下，所有的公民均有获得合理医疗的权利，没有生病之时可以得到免费的预防，生病之时可以得到免费的医疗。公医制度被写入宪法之后，标志着公医成为公民权

---

❶ 蔡鸿源. 民国法规集成：第 50 册 [M]. 合肥：黄山书社，1999：85.
❷ 蔡鸿源. 民国法规集成：第 50 册 [M]. 合肥：黄山书社，1999：85.

利，并上升到宪法的高度。国民政府为了推行公医制度，充实公医医疗队伍，通过给予医学院学生免筹待遇来吸引人才。

1946—1948 年，政府资源委员会规定了一些保险项目，例如职工医疗、死亡以及生育等项目的具体规则：第一，当职工并非因为执行公职而生病时，所在单位也应该提供免费的诊疗，并且应该提供药品备用。对于医生证明必须购买的药品，单位应该给予一半的医药费补助；第二，如果职工需要住院治疗，住院期限控制在半个月到 3 个月之间，具体天数由职工在该单位工作工龄计算。住院期间的费用应该由所在单位负担；第三，职工全年的病假累计不能超过 2 个星期，病假累计 2 个星期以内者工资不予扣除；病假累计超过 2 个星期者工资按照事假进行扣除；第四，当职工因执行公职而负伤时，所在单位负担医药费。治疗期间的工资发放标准为：3 个月以内工资照发，第 4 个月开始只发一半工资，工资发放期限一般为 1 年。如果职工做出特殊贡献，则可以加发半个月到 6 个月的特别恤金；第五，职工因执行公职致残时，所在单位应该一次性发放 3 个月的工资作为恤金，另外，工资按照半数发放至第 6 年，之后按照工资的1/4 进行发放，直至职工去世为止；第六，女职工产假为 6 个星期，单位应该照发给女职工产假期间的工资，并应按照生活补助费基本数的一半向其发放生育补助费。

1946 年通过的《卫生署组织法》明确规定，卫生署下设医政处、保健处、防疫处和总务处。医政处主要掌管"关于医院、疗养院及其他医疗机关之监督指导事项；关于医师人员资格之审定及业务监督事项；关于业务各公会卫生之监督事项；关于成药之审验、取缔事项；关于药用植物之培植及药品制造之奖励事项；关于药典之修订、编纂事项；关于麻醉药品、毒剂药品及毒剂物之管理、取缔事项"❶ 等。保健处具体掌管事项包括："关于各级地方卫生机关设置之监督指导事项；关于国民保健工作之督促、推行及指导事项；关于公共卫生工程建设之监督指导事项；关于饮食物品之审验事项；关于国民营养、体力之改进事项；关于卫生宣传之指导事

---

❶ 蔡鸿源. 民国法规集成：第 43 册［M］. 合肥：黄山书社，1999：1－2.

项；关于卫生人员之进修训练事项；关于卫生事业之奖助事项；关于其他保健事项"❶。防疫处主要掌管"关于传染病之防止及处理事项；关于防治重要地方病之指导协助事项；关于地方防疫设施之促进事项；关于陆海空检疫机构之设置及指导改善事项；关于陆海空港埠之检疫及疫情调查报告事项；关于国际检疫事项；关于生物制品之指导监督事项；关于防疫器材之统筹分发事项；关于其他防疫事项"❷ 等。总务处主要负责收分、分配、保存文件以及职员任免和成绩考核等各类事项。

政府实施医疗保障的实践体现在以下两个方面。一是在公共卫生和防疫方面，取得了一定成绩。在云南，面对三大地方病：疟疾、甲状腺肿及麻风，政府采取一定的措施进行防治。例如，卫生实验所制瘿袋丸来预防甲状腺肿，而且对治疗颈瘤订立治疗详细规则。卫生实验所还建议改良麻风隔离所，做全省麻风调查与诊断等。面对较为严重的脑膜炎等传染病，卫生实验处订立处理办法6条，主要包括：筹划合适地点来集中治疗，由患者付钱原价向中央防疫处购买治疗脑膜炎的血清或免费提供，在各报登载广泛宣传预防和治疗常识，清洁街道和洒水等，为市民注射量菌液预防霍乱。❸ 在昆明，警察局卫生科及各分局的卫生专员负责雇用清道夫200多人负责清扫街道，也有沟工队负责疏通闭塞沟渠。一年四季卫生科也会组织大扫除，街道有垃圾桶等设备。防疫方面主要是种牛痘和防疫注射。1936年发现天花以后，第一卫生所联合昆华高级护士助产学校组织免费种痘，种痘人数为84871人。注射伤寒、霍乱等疫苗的人在1936年到1938年间共有80000人。随着宣传力度的加大，人们逐渐理解和接受防疫工作，大部分愿意接受种痘或注射。❹ 以江苏盐城县为例，1934年脑膜炎流行之时，县立医院赴乡镇及学校，总计接种人数为5938人。江苏泰

---

❶ 蔡鸿源. 民国法规集成：第43册 [M]. 合肥：黄山书社，1999：2.
❷ 蔡鸿源. 民国法规集成：第43册 [M]. 合肥：黄山书社，1999：2－3.
❸ 李文海. 民国时期社会调查丛编：社会保障卷 [M]. 福州：福建教育出版社，2005：71－77.
❹ 李文海. 民国时期社会调查丛编：社会保障卷 [M]. 福州：福建教育出版社，2005：71－77.

县县立医院 1934 年 3 月春季种痘 14740 人，5 月接种霍乱人数为 2044 人。❶ 二是城市工厂的工人医疗卫生状况在有的地区有所进步。以南京、武昌为例，每有意外不测发生，工人由工厂送入医院医治时，工资照发。如果造成残疾，则调换工作岗位，改做简易工作。如果造成死亡，工厂发放抚恤金。女工生产前后，有假期 40 天，工资照发。❷ 随着公医制度的推行，到1947 年年底，"全国拥有县级卫生院 1397 所，县级卫生所 18 所，局卫生所 21 所，特种区卫生所 4 所，区卫生分院 352 所，乡镇卫生所 783 所，总计病床数 11226 张，医务人员计医师 2596 人，护士 3530 人，助产士 1469 人，检验人员 1755 人，南京中央医院等第一批中心医院已经具有一定规模，在江西、浙江等 11 个省设置了公立医院，共 40 所"❸。

　　以 1934 年中国的乡村来看，卫生机关设立较少，组织不一致。从各省的情况来看，只有河北、山东、安徽、江苏、浙江和广东六省设有卫生机关；从各市的情况来看，只有北平和上海两个市设有卫生机关；从各县的情况来看，只有宛平、定县、和县、萧县、盐城、泰县、句容、江宁、吴兴、武康、广州等 11 个县设有卫生机关。各卫生机关各自为政，有中央举办的，如汤山；有县或市举办的，如江湾和武康；有县或市与其他政府机关或私人团体合办的，如定县、萧县、盐城、泰县、句容、江宁、吴淞、高桥、吴兴；由私人团体举办的，如清河、西山、龙山、乌江、广州。而且，卫生工作人员极其缺乏，定县最多，也不过 50 人；江湾次之，只有 25 人；清河最少，仅有 3 人。从全国来看，只有医师 34 人、护士 42 人、助产士 18 人、药剂师 9 人、卫生稽查 4 人、其他人员 80 人，总计 187 人。当时的中国乡村卫生无论是收入还是支出都少得可怜，以定县最多，每年的经费也不过 33550 元；西山最少，年仅 1200 元。❹ 昆明市医疗机关统计显示，1938 年，昆明市共有医疗机关 44 所，包括医院、妇产医院、疗养

　　❶ 李文海. 民国时期社会调查丛编：二编　医疗卫生与社会保障卷［M］. 福州：福建教育出版社，2014：68.
　　❷ 李文海. 民国时期社会调查丛编：二编　医疗卫生与社会保障卷［M］. 福州：福建教育出版社，2014：18.
　　❸ 黄庆林. 国民政府时期的公医制度［J］. 南都学坛，2005：32.
　　❹ 李延安. 中国乡村卫生调查报告［J］. 中华医学杂志，1934（9）：1113－1201.

院、诊疗所、卫生所和麻风院，其中公立的只有6所，其余38所属于私人，以诊疗所居多，一共有31所。❶ 预防疾病的设施、人员、经费从全国来看是极其缺乏的，农村的情况更加恶劣。以1934年的广东来看，当时人民求医极难。❷ 在杭州，"惟经费缺乏，而主事者又不用以才，致一切事业空尚表面，而于实际工作，未有若何成效"❸。在南京、武昌，只有富有者才看得起医生，"贫穷者只有听死耳"❹。总之，公立医疗机关数目稀少，组织较乱，卫生工作人员缺乏，经费奇缺。

在云南境内，传染病横行，最主要原因是公共卫生设施和环境较差，例如街道不干净，饮水不清洁，还有医院设备不全。当然还与人们的预防知识有限密切相关。在昆明市，街道上牛马粪便随处可见，苍蝇聚集，死老鼠被弃于路中，垃圾桶的垃圾四溢。公厕疏于清扫，臭气熏天。而在当时的北平，95%的马路都是污秽不堪，公厕更是糟糕透顶。❺ 在南京汤山，居民饮用多取塘水，水质脏污；排泄物、垃圾遍地。❻ 在武昌，住户屋内污水由沟渠汇于水柜，任其自行渗漏漫延地下，井水大都不洁。❼ 工业卫生状况也很糟糕。1935年上海印刷业的工人宿舍拥挤，排尘、采光、换气均不充分，各工厂仅用木桶处置粪便，卫生状况极差。❽ 根据北平特别市传染医院统计，从1916年至1932年，每年的3、4、5、6月份，传染病呈暴发型增长，可见当时的预防工作落后。就1934年的广东来看，像疟疾、

---

❶ 李文海. 民国时期社会调查丛编：社会保障卷［M］. 福州：福建教育出版社，2005：71－77.

❷ 李文海. 民国时期社会调查丛编：二编 医疗卫生与社会保障卷［M］. 福州：福建教育出版社，2014：52.

❸ 李文海. 民国时期社会调查丛编：二编 医疗卫生与社会保障卷［M］. 福州：福建教育出版社，2014：77.

❹ 李文海. 民国时期社会调查丛编：二编 医疗卫生与社会保障卷［M］. 福州：福建教育出版社，2014：70.

❺ 李文海. 民国时期社会调查丛编：社会保障卷［M］. 福州：福建教育出版社，2005：10.

❻ 李文海. 民国时期社会调查丛编：二编 医疗卫生与社会保障卷［M］. 福州：福建教育出版社，2014：59.

❼ 李文海. 民国时期社会调查丛编：二编 医疗卫生与社会保障卷［M］. 福州：福建教育出版社，2014：68.

❽ 李文海. 民国时期社会调查丛编：二编 医疗卫生与社会保障卷［M］. 福州：福建教育出版社，2014：102－116.

结核病、钩虫、肠热等疾病都没有办法防止或治疗，几乎没有任何预防。❶
在南京汤山，对肺痨尚无任何办法与设备。❷ 多年来人们普遍缺乏医疗卫
生常识，迷信用鸦片烟毒能够治病，此类原因导致吸烟上瘾者占 88.3%，❸
一方面暴露了医药的严重匮乏，另一方面反映出政府的医疗卫生宣传教育
工作不足。公共卫生状况堪忧，预防工作落后，宣传教育工作落后。

　　很多规定都是一些较大厂矿的规定，有些中小厂矿企业则没有成文的
疾病伤残待遇规定，至于几十人的小厂或手工作坊，则是职工上班有工
资，不上班就没有工资，根本没有疾病伤残的待遇规定。实际操作中的社
会医疗保险都大打折扣。上海恒丰纱厂规定，职员病假 2 天折抵 1 天，于
年终发给，计工时扣除，工人病假期内不给工资。开滦煤矿规定，高、
中、低级职员及其直系亲属生病时，可住本矿医院治疗，免收医药费，而
工人则不能享受；中、低级职员请病假 1 个月内不扣工资，高级员司 3 个
月内不扣工资，而因工残废完全丧失劳动能力的工人，服务不足 5 年者不
发待遇。太原西北实业公司规定，职工病假发半薪，病假超过 10 日者停
薪，再超过 10 日者停职。1935 年上海印刷业对于患病或因公病伤，暂时
不能工作或者因公致残废的工人，不但没有津贴及抚恤，而且经常被抢占
工作岗位，因而经常被辞职。童工往往待遇极其苛刻。在南京、武昌，工
厂工人就餐时，工作不停，就旁吃饭，厂中棉絮飞扬，极不卫生。❹ 以比
较富裕的厦门为例，"政府无管理条文，业主莫不以金钱为目的"，所以工
人的医疗卫生得不到任何保障，"工人有病，只好自寻医生，若待厂中设
法，则早已病毙矣"❺。公医制度没有得到真正实行。战争连绵不绝，政府

　　❶ 李文海. 民国时期社会调查丛编：二编　医疗卫生与社会保障卷［M］. 福州：福建教育
出版社，2014：52.
　　❷ 李文海. 民国时期社会调查丛编：二编　医疗卫生与社会保障卷［M］. 福州：福建教育
出版社，2014：59.
　　❸ 李文海. 民国时期社会调查丛编：二编　医疗卫生与社会保障卷［M］. 福州：福建教育
出版社，2014：152.
　　❹ 李文海. 民国时期社会调查丛编：二编　医疗卫生与社会保障卷［M］. 福州：福建教育
出版社，2014：69.
　　❺ 李文海. 民国时期社会调查丛编：二编　医疗卫生与社会保障卷［M］. 福州：福建教育
出版社，2014：84.

官员的腐败现象严重，经济受损严重，民众生活艰苦，公医制度作为医疗保障历史上一颗璀璨的明珠，却迫于这些现实的社会条件的限制，没有能够得到施行。"如1947年2月18日，湖南省急救会发放永明县治疗药2.1万片，明令免费施治，而施治医生以奎宁4片索稻谷一担五斗，病民不堪其苦" ❶。

三、医疗保障立法和实践相悖的财政根源探究

1919年，第一届国际劳工大会成立特别国委员会，该委员会向中国政府建议采取工厂法保护工人的原则，并要求中国政府向国际劳工大会提交关于如何实施劳工保护原则的报告书。

事实证明，因为工厂检查机关之不完备，工厂法等各种法律对工人的保障规定，仅属一种具文。纵观这一时期的医疗保障历史，自中华民国成立以后，有关医疗保障的立法共有24条（表2-1），这些立法虽然大多数放在与保护工人有关的工厂法、劳动法中，但法律规定的医疗保险的保险人、被保险人、费率、保险待遇、保费负担者等方面都很明确，并设置医疗救助性质的施医所，公共防疫部门职责完整。虽然医疗保障法律数目多，内容全面，但是医疗保障状况却并不乐观。主要表现有法规执行不力，公立医疗机关数目少、组织乱、经费缺，公共卫生堪忧，预防宣传工作落后，流行病传染病横行，死亡率居高不下，人民健康状况堪忧等，根本没有达到真正的民生。

表 2-1　民国时期医疗保障法规条例举例

序　号	时　间	法　规
1	1912 年	《暂行传染病预防法草案》
2	1914 年 3 月	《矿业条例》
3	1914 年 7 月	《内务部组织法》

❶ 黄庆林. 国民政府时期的公医制度［J］. 南都学坛（人文社会科学学报），2005，25（1）：32.

序 号	时 间	法 规
4	1923 年 3 月	《暂行工厂通则》
5	1923 年 5 月	《矿工待遇规则》
6	1923 年 5 月	《矿厂钩虫病预防规则》
7	1924 年	《建国大纲》
8	1925 年 7 月	《国民政府组织法》
9	1938 年	《社会部组织条例》
10	1946 年	《各地方推行义诊办法》
11	1926 年 10 月	《国民党最近政纲》
12	1928 年	《救济院规则》
13	1928 年 5 月	《各地方救济院规则》
14	1929 年年初	《工厂法原则》
15	1929 年 12 月	《工厂法》
16	1929 年	《劳动法典草案》
17	1929 年	《劳动保险草案》
18	1932 年	《强制劳工保险法草案》
19	1942 年	《健康保险法草案》
20	1936 年	《修正中医条例》
21	1941 年	《实施公医制度以保证全民健康案》
22	1944 年	《传染病防治条例》
23	1947 年	《中华民国宪法》
24	1946 年	《卫生署组织法》

卫生费支出一直缺少专门的统计，通常归在其他的项目中。如 1934 年内务部经费中就包括了卫生署经费 288000 元。另有中央医院经费 360000 元，中央卫生试验所经费 29940 元，第一助产学校经费 41000 元，海港检疫处经费 120000 元等。另外，教育费中也包含了部分卫生专门学校的经费，如 1913 年教育部主管经费支出中列支的卫生专门学校支出有：北京医学专门学校支出 22292 元、医药专门学校 4 所支出 352864 元。地方补助费中也包括了中央对地方卫生事业的补助，如 1934 年地方补助费中，补助地方事业费 400565 元，包括汉口梅神父医院 36000 元、吴淞救生局 2000 元、中央国医院 60000 元、江西育婴所 1200 元等。1934 年的军事建设费中也

包括了卫生事业费 250000 元。❶ 表 2-2 的 7 年中卫生费用占总支出的比例 1941 年最高为 0.24%；最低为 1943 年，为 0.08%。从 1936 年 15 省地方政府的卫生费支出来看（表 2-3），各省差距较大，但总体来说卫生费占比较低，卫生费占比最高的青海为 3.52%，而占比最低的河北省为 0.23%。

表 2-2　南京国民政府部分年份卫生费用支出情况

年　份	卫生费支出额（元）	总支出（元）	比例（%）
1929	784324	593927567	0.13
1940	5872714	5287755415	0.12
1941	23755961	10003320313	0.24
1942	33848566	24511126757	0.14
1943	45954096	58815766724	0.08
1944	197853762	171689200747	0.10
1945	1085418475	1215088597318	0.09

资料来源：项怀诚. 中国财政通史：中华民国卷［M］. 北京：中国财政经济出版社，2006：207.

表 2-3　1936 年 15 省行政费、公安费、卫生费支出预算分类

省别	预算支出额（元）	行政费		公安费		卫生费	
		绝对数（元）	相对数（%）	绝对数（元）	相对数（%）	绝对数（元）	相对数（%）
江苏	27889938	2719861	9.75	3685560	13.22	229542	0.82
宁夏	4386623	410.772	9.86	549.346	12.52	74820	1.71
江西	26625295	5168869	19.41	6408744	24.07	599613	2.25
察哈尔	3218750	827.316	25.70	495920	15.41	24000	0.75
甘肃	5353740	1636625	30.57	380627	7.11	83774	1.56
湖北	19828613	3255769	16.42	2949473	14.87	67174	0.34
浙江	28938578	3119395	10.78	3423306	11.83	106.864	0.37
福建	19424317	2409495	12.40	4350000	22.39	161920	0.83
湖南	19882919	1813890	9.12	5309976	26.71	138588	0.70
陕西	15191659	2091049	13.76	3244934	21.36	281466	1.85

---

❶ 项怀诚. 中国财政通史：中华民国卷［M］. 北京：中国财政经济出版社，2006：207.

省别	预算支出额 （元）	行政费		公安费		卫生费	
		绝对数 （元）	相对数 （%）	绝对数 （元）	相对数 （%）	绝对数 （元）	相对数 （%）
青海	1125048	330374	29.37	80700	7.17	39600	3.52
河北	20457445	1967832	9.62	698899	3.42	48000	0.23
贵州	7030914	1700461	24.19	695223	9.89	62248	0.89
广西	43736544	3168267	7.24	3549111	8.12	592106	1.35
绥远	3101857	413742	13.34	552812	17.82	12516	0.40

资料来源：贾德怀. 民国财政简史［M］. 北京：商务印书馆，1946：610－613.

为了全面地探讨民国时期医疗保障立法与实践相悖的根源，有必要从财政的视角，通过分析政府的财政状况来探究这种实践与立法相悖的原因。

（一）北洋政府和南京国民政府的财政状况分析

北洋军阀时期，政治动荡、制度紊乱、军阀割据，由此造成财政一片混乱。各派系军阀集团争夺中央政权，地方上军阀封建割据，中央财政收入不保，只能依靠借债，政府基本上都依靠借债勉强维持。财政收入的筹集完全处于军阀自治状态，随意性很强。财政支出中以军费为主，且增长迅猛。

民国初期，各省独立，中央收入为零。于是，袁世凯开始大借外债。在外债不够时，则滥发纸币，造成1916年5月纸币停兑风潮。北洋军阀统治下的15年中，只有1913年、1914年、1916年、1919年和1925年有财政预算数字可以参考。

北洋政府统治时期共借款9.911亿元，其中42%用于财政金融，31%用于军械军饷，27%用于还债本息。除了举借外债，北洋政府不顾债信，滥发内债。据统计，北洋政府时期发行的公债有28种，发行额达到6.2亿元；发行短期国库证券、有奖公债等88种，发行额达到1.03亿元，年均发行内债5000万元。值得注意的是，北洋军阀政府所发行的公债基金的保管权和支配权完全是由帝国主义控制，因此说该时期所发行的公债具有半殖民地半封建的性质。这些公债的用途大部分都为军政费用和还债。由于中央政府过分依赖于债务收入，而内债外债的发行多以关税做担保，所以只有在还完内外债之后，北洋政府才能支配使用这些"关余"。据统计，自 1917 年至 1926 年，关税实际收入中约 60% 用于偿还外债本息，约 13% 用于偿还内债本息，再除去海关的经费开支以后，真正由政府支配使用的收入所剩无几。1917 年至 1920 年，北洋政府的关余收入只占其关税实际收入的 18% 左右。[1]

除了举借外债、滥发内债，北洋军阀政府还向银行滥借高利贷：或是以盐赊抵的借款，或是一般的银行短期借款，或是银行垫款。1920—1922 年北洋军阀政府的盐赊借款数额累计达到 3828 万元，1925 年年底欠本息为4568 万元。1915—1924 年银行短期借款数额累计达到 3237 万元，1925 年年底欠本息为 4217 万元。1925 年年底北洋军阀政府银行垫款结欠本息数额为 3033 万元。到 1925 年年底，三类短期借款本息累积数达到 1.2 亿元。

可见，北洋政府时期的财政收入主要来源于举借内外债及滥借高利贷。从财政支出来看，以 1914 年指数 100 为基数，到 1925 年时指数上涨78%。预算赤字数额到 1925 年上升 27%。但是，这些预算数字并不是准确的统计数据。抬高各项财政收入的数字，压低财政支出的数字，用来掩饰实际的预算赤字，是这一时期年度编制预算的惯用方法。实际上，各年度的实际财政赤字远远大于表中所显示数据。在下表所示 5 年中，除了1914 年没有出现赤字以外，其他 4 年无一例外出现大数额的赤字，尤其是在 1913 年，赤字数额将近达到财政支出的一半（表 2-4）。

表 2-4　北洋政府时期财政收支情况　　　　　　　　　　单位：百万元

年度	支出总额		公债及借款除外的收入总额	预算盈余（赤字）	
	绝对数	指数		绝对数	占支出份额
1913	642.2	—	333.9	-308.3	48%
1914	357.0	100	357.4	+0.4	0.1%

---

[1] 中华民国《财政年鉴》编纂处. 财政年鉴 [M]. 上海：上海商务印书馆，1935.

年度	支出总额		公债及借款除外的收入总额	预算盈余（赤字）	
	绝对数	指数		绝对数	占支出份额
1916	472.8	132	432.3	−40.5	9%
1919	495.8	138	439.5	−56.3	11%
1925	634.4	178	461.6	−172.8	27%

资料来源：杨荫溥. 民国财政史［M］北京：中国财政经济出版社，1985：3.

北洋政府统治时期的特点就是军阀混战。据统计在1912—1922年，共发生内战179次。对应在财政上，无疑军费开支是财政支出中最庞大的项目。另外，不断依靠借债度日的财政必然使得债务费累积如山，成为财政支出中又一庞大的项目（表2－5）。

表2－5 北洋政府时期军事费和债务费统计　　　　　单位：百万元

年份	支出总额	军事费		债务费		其他	
		数额	占比	数额	占比	数额	占比
1913	642.2	172.7	27%	300.7	46%	168.8	27%
1914	357.0	142.4	40%	98.6	28%	116.0	32%
1916	472.8	175.5	37%	137.7	29%	159.6	34%
1919	495.8	217.2	44%	128.0	26%	150.6	30%
1925	634.4	297.7	47%	166.5	26%	170.2	27%
平均	520.4	201.1	39%	166.3	32%	153.0	29%

资料来源：杨荫溥. 民国财政史［M］北京：中国财政经济出版社，1985：13.

应该指出的是，因为有相当一部分的军费及国债费没有列入财政支出预算，所以表2－5中所列军事费及债务费开支数字与实际开支相比要低得多。实际上，北洋军阀统治时期的军事和债务两项开支之和比70%的平均数要高得多，虽不至于超过80%很多，也不会低很多。❶

由于当时全国上下一片混乱的政治形势，该时期的地方财政亦是混乱不堪。地方军阀割据，地方政府财政公私不分家，不重视预算，上报数据

---

❶ 杨荫溥. 民国财政史［M］. 北京：中国财政经济出版社，1985：14.

不实，甚至不上报。由此造成中央政府无法编制真正意义上的预算。预算
都无从谈起，自然更谈不上什么决算。由表2-4的数据也可以看到，在有
预算可查的5年里面，除了1914年略有盈余，其他所有4年都出现严重赤
字。可以想象，一个军阀混战、财政入不敷出的政府，无论主观上有没有
意愿为改善民生支出，在客观上都没有实力改善民生现状。

南京国民政府成立至抗日战争前夕（1927—1937年），南京国民政府
的财政收入主要依靠关税、盐税、统税，税项收入占实际收入的比例也逐
年上升，从1927年的60.2%上升到1928年的78.1%。1929—1933年年均
占比达到95.4%。但是到了后期，占比下降很快，从1933年的95.2%下
降到1934年的65.4%，虽然1935年和1936年又有回升（分别为75.1%
和81.8%），但是与1929—1933年的均值还有相当差距。● 除税收成为财
政的重要支柱外，财政收入的另外一个重要来源就是公债，其中内债成为
调节本时期前几年财政收支的重要因素。内债收入占总收入（包括借款在
内）的比例是呈下降趋势的，从1927年的40.7%下降到1928年的16%，
1929年以后略有回升，分别是1929年的16.9%和1930年的26.7%。1931
年降到18.4%。● 总体来看，内债收入占总收入的比例年均为23% ~
24%。另外，遭受高速通货膨胀率、债务依存率较高也是10年间国民党财
政收入的特点。

在财政支出方面，几乎每年都存在赤字状况。1935年赤字最为严重，
达到8.237亿元，占到支出的61.6%。8亿多元的赤字等于1927年全部支
出的5倍还多，事实上超过了1933年及以前任何一年的全部支出（表2-
6）。可见，政府财政支出的赤字程度极其严重。

表2-6　南京国民政府财政收支情况　　　　　　　　　单位：百万元

年度	支出	收入（非借贷所得收入）	赤字	占支出的百分比（%）
1927	150.8	77.3	73.5	48.7%
1928	412.6	332.5	80.1	19.4%

● 杨荫溥. 民国财政史 [M]. 北京：中国财政经济出版社，1985：47.
● 杨荫溥. 民国财政史 [M]. 北京：中国财政经济出版社，1985：61.

年度	支出	收入（非借贷所得收入）	赤字	占支出的百分比（%）
1929	539.0	438.1	100.9	18.7%
1930	714.4	497.8	216.6	30.3%
1931	683.0	553.0	130.0	19.0%
1932	644.8	559.3	85.5	13.3%
1933	769.1	621.7	147.4	19.2%
1934	1203.6	638.2	565.4	46.9%
1935	1336.9	513.2	823.7	61.6%
1936	1894.0	1293.3	600.7	31.7%

注：1. 资料来源：杨荫溥. 民国财政史［M］. 中国财政经济出版社，1985：46.

2. 各项数据以每年 6 月 30 日止。

在财政支出中，军务费占到财政支出的平均比例为 45.8%，债务费占财政支出的平均比例为 29%。军务费和债务费加起来占据了支出的大部分，最高占比是 1927 年的 88.1%，最低占比是 1935 年的 53.9%（表 2 - 7）。10 年间，军务费和债务费占财政支出的平均比例为 74.8%，其中军务费占到 61%。1934—1936 年 3 年内，表面看军务费有所下调，实质上是相当一部分的军务费支出隐藏在了其他支出项目中。例如，"军事教育费"以一般教育文化支出的项目出现在教育文化费中；"国防建设费"以生产建设支出的项目列入建设费中；作为军务费计算的各省留用国税以拨款补助各省的项目出现在补助费中。这种挪移以后支出的具体数额不好估计，但是应该隐蔽了少则七八千万元，多则一亿几千万元。●

表 2 - 7 南京国民政府军务费和债务费情况　　　　　　　　单位：百万元

年度	支出总额	军务费		债务费		合计	
		绝对数	相对数	绝对数	相对数	绝对数	相对数
1927	150.8	131.2	87.0%	1.6	1.1%	132.8	88.1%
1928	412.6	209.5	50.8%	121.3	29.4%	330.8	80.2%

● 杨荫溥. 民国财政史［M］. 北京：中国财政经济出版社，1985：71.

续表

年度	支出总额	军务费		债务费		合计	
		绝对数	相对数	绝对数	相对数	绝对数	相对数
1929	539.0	245.4	45.5%	159.0	29.5%	404.8	75.0%
1930	714.4	311.6	43.6%	241.0	33.7%	552.6	77.3%
1931	683.0	303.8	44.5%	238.8	34.9%	542.6	79.4%
1932	644.8	320.7	49.7%	169.5	26.3%	490.2	76.0%
1933	769.1	372.9	48.5%	202.6	26.3%	575.5	74.8%
1934	1203.6	386.6	32.2%	455.8	38.0%	842.4	70.2%
1935	1336.9	362.0	27.1%	358.6	26.8%	720.6	53.9%
1936	1894.0	555.2	29.3%	834.6	44.1%	1389.8	73.4%

资料来源：杨荫溥. 民国财政史 [M]. 中国财政经济出版社，1985：70.

从 1933—1936 年度国民政府在实业、交通、建设及教育文化等项目中的财政支出状况表 2-8 来看，南京国民政府的四项建设性支出占支出总额的比例逐年上升，到 1936 年时达到 8.5%。但是，如前文所提到的，因为本阶段后期，建设费中包含有"国防建设费"，教育文化费中包含"军事教育费"，因此，如果剔除相应的隐蔽的军务费，所剩下的数额并不多。中央政府的情况如此，地方政府的情况也不乐观。从（表 2-9）15 个省的总体情况来看，教育文化费和建设费加起来所占支出的比例仅为 24.2%。

表 2-8　南京国民政府实业、交通、建设及教育文化费支出情况

单位：百万元

年度	支出总额	实业费	交通费	建设费	教育文化费	合计	
						数额	占支出份额
1933	769.1	1.6	4.9	6.8	13.3	26.6	3.5%
1934	1203.6	6.7	6.6	31.3	31.8	76.4	6.3%
1935	1336.9	4.6	4.6	42.1	35.8	87.1	6.5%
1936	1894.0	5.2	13.0	97.7	45.7	161.6	8.5%

资料来源：杨荫溥. 民国财政史 [M]. 中国财政经济出版社，1985：75.

表 2 - 9 　15 省 1935 年度教育文化和建设费支出预算情况　单位：百万元

省份	支出预算数	教育文化费	建设费	合计	占支出份额
江苏	28.9	4.5	8.5	13.0	45.0%
浙江	27.1	2.7	6.0	8.7	32.1%
安徽	11.2	2.5	0.8	3.3	29.5%
江西	20.8	1.9	1.6	3.5	16.8%
湖北	20.0	2.2	4.4	6.6	33.0%
湖南	16.4	2.7	3.0	5.7	34.7%
四川	27.7	2.1	1.7	3.8	13.7%
福建	19.1	1.7	0.4	2.1	11%
广东	35.8	4.5	5.1	9.6	26.8%
广西	43.7	3.5	3.5	7.0	16.0%
河北	20.6	3.5	1.3	4.8	23.3%
山东	28.9	3.8	2.1	5.9	20.4%
山西	15.0	1.5	1.1	2.6	17.3%
河南	15.4	2.4	1.7	4.1	26.6%
陕西	18.2	1.6	2.1	3.7	20.3%
合计	349.0	41.1	43.3	84.4	24.2%

资料来源：杨荫溥. 民国财政史［M］. 中国财政经济出版社，1985：87.

抗日战争时期，南京国民政府的税收占实际收入的百分比仍然较高，1944 年达到 85.2%，年平均为 71.7%。但是，税收占总收入的百分数却走低，年平均比例为 14.8%，1940 年仅占到 5.2%。原因在于这一时期国民党政府的财政收入除去税收以外，更多的是依靠田赋征收、征购征借、专卖制度、统购统销政策，捐献运动和黄金政策等各种手段。抗日战争时期，由于沿海等富裕地区沦陷，后方经济落后，战争频发，南京国民政府的财政赤字日益庞大。表 2 - 10 数据显示，1941 年财政赤字占支出的 88.2%，1945 年为 87.7%。尤其是后期的 5 年赤字平均达到 81% 左右，财政收入平均不到财政支出的 20%。庞大的财政赤字与军事开支的占比居高不下。表 2 - 11 显示，军费开支一路飙升，至 1945 年竟然达到了总支出的 87.3%，年平均占总支出的比例为 69.2%（表 2 - 11）。这个比例比北洋政府军阀混战时的占比都要高。这一阶段政府弥补赤字的主要手段是银行垫款，不再是发行公债。

表2-10　南京国民政府财政赤字情况　　　　　单位：百万元

年度	总支出	实际收入	赤字	
			数额	占支出份额
1937	2091	559	1532	73.3%
1938	1169	297	872	74.6%
1939	2797	715	2082	74.4%
1940	5288	1317	3971	75.1%
1941	10003	1184	8819	88.2%
1942	24511	5269	19242	78.5%
1943	58816	16517	42299	71.9%
1944	171689	36216	135473	78.9%
1945	1215089	150065	1065024	87.7%

资料来源：杨荫溥. 民国财政史 [M]. 中国财政经济出版社，1985：102.

表2-11　国民党政府军务费支出情况　　　　　单位：百万元

年度	总支出	军务费	占总支出份额
1937	2091	1388	66.4%
1938	1169	698	59.7%
1939	2797	1611	57.6%
1940	5288	3912	73.9%
1941	10003	6617	66.2%
1942	24511	15216	62.1%
1943	58816	42943	73.0%
1944	171689	131081	76.3%
1945	1215089	1060196	87.3%

资料来源：杨荫溥. 民国财政史 [M]. 中国财政经济出版社，1985：103.

从1945年起，根据国民党政府公布的1946年、1947年以及1948年上半年的财政收支预算数字（表2-12）可以看到，预算与实际收支存

在巨大差距。1946 年实际支出是预算支出的 2.85 倍，1947 年达到 4.37
倍，1948 年（上半年）为 3.53 倍，可见，财政实际支出远远超过预算
支出。表 2-13 显示，国民党政府的财政支出从 1949 年 1 月份的 150 金
圆亿元增加到 5 月份的 777600 金圆亿元，增加了 5183 倍，速度惊人。
而财政支出中，军费支出占据首位。1946 年军费占支出的 59.9%，1947
年度为 54.8%，1948 年上半年达到 68.5%。❶ 然而有证据显示，这一时
期军费的开支远远大于这个比例，据统计，1946 年军费的开支实际达到
支出总额的 83.2%。❷

表 2-12   国民党政府财政支出预算数与实际支出情况   单位：亿法郎

年度	预算数	实支数	实支为预算的倍数
1946	25249	71969	2.85
1947	93704	409100	4.37
1948（上半年）	962766	3400000	3.53

资料来源：杨荫溥. 民国财政史 [M]. 北京：中国财政经济出版社，1985：170.

表 2-13   1949 年度 1—5 月南京国民政府逐月财政实支数额估计

单位：金圆亿元

月份	1	2	3	4	5
估计数额	150	450	2700	32400	777600
逐月增加倍数	0	2	5	11	23

资料来源：杨荫溥. 民国财政史 [M]. 北京：中国财政经济出版社，1985：227.

（二）医疗保障立法与实践相悖的根源

通过对民国时期各政权不同阶段的财政收入和财政支出进行分析，不
难发现，鉴于战乱频繁，经济受到严重损害，财政收入没有充足的保障，
入不敷出。总结该时期的财政有以下三个特点：其一，各期财政收入主要
依赖于税收和借款，在个别阶段，借款占据更加重要的地位；其二，财政

---

❶ 杨荫溥. 民国财政史 [M]. 北京：中国财政经济出版社，1985：173.
❷ 杨荫溥. 民国财政史 [M]. 北京：中国财政经济出版社，1985：174.

政策不是以收定支，而是以支定收，每期几乎都是根据支出决定收税数额及借款数额；其三，财政支出不受预算的有效控制。预算空有其名，因此在大部分时期财政属于严重赤字状况。

如前所述，由于受国际上发达国家的影响和制约，北洋政府确实公布了一系列关于医疗保障的法律法规。但是，在借债度日的财政条件下，不可能指望政府能够在民生领域有大的作为。再加上中央政府的软弱无力，因此所做出的许多制度规定，实际上都没有能够得到贯彻实施，诸多的法律文件形同虚设，只能是一纸空文。南京国民政府时期的财政亦不容乐观，新的借款，主要是内债，使得每年债务量的绝对量始终上涨。财政支出则完全由占财政支出总量80%的军事开支和债务开支所决定，而不是预算过程决定财政支出的构成。一个入不敷出、整日为战争所困的政府不可能去充分执行那些关于民生的法规。

至此，可以发现，民国时期中国的医疗保障呈现以下三大特点：

其一，民国时期政府的医疗保障意识与思想发生了变化，从传统的国家施予救济及宗族内救助观念逐渐向以国家责任为导向的医疗保障模式转变。国家开始通过相关医疗保障立法，立法内容涵括医疗保险、医疗救助和公共卫生防疫。

其二，民国时期出现了国家对医疗保障立法和实践相悖的现象。医疗保障法律法规在现实中并没有得到充分执行，民众的健康状况并没有得到改善。

其三，民国时期国家财力微薄，无法履行对医疗保障法规的承诺。任何一个在财政上入不敷出、捉襟见肘的政府都不可能为国民提供高水平的医疗保障待遇。

总之，一个完整、完善的医疗保障体制的构建不只看国家是否能够提供足够数量的立法规制（这是公共产品的重要内容），更要看政府有无足够的财力保障依法向国民提供医疗保障待遇。医疗保障待遇的提供不单是一个法律问题，实质上也是经济问题，归根到底需要雄厚的物质基础作为保障。

第三节 中国共产党领导下的医疗保障立法及其实践

1921 年 7 月 23 日，中国共产党第一次全国代表大会召开，本次代表大会明确确定，中国共产党以推翻资产阶级政权、建立无产阶级专政、实现共产主义为奋斗目标。自共产党建立之初，就以保护劳苦大众的利益为目标，领导工人阶级和农民与剥削阶级展开斗争。革命根据地的社会保障法制建设在中国共产党的领导下也开始展开，无论是土地革命时期的初步尝试，还是抗日战争时期的调整，以及解放战争时期的关键性突破，中国共产党领导下的革命根据地社会保障立法建设都没有停止过。

1922 年 7 月中国共产党第二次代表大会在上海召开，保护劳动者健康在这次大会宣言上被明确提出来。工厂设立工人医院及其他卫生设备的要求也在斗争纲领中明确提出。❶

1922 年 7 月至 8 月，中国劳动组合书记部拟定《劳动法大纲》。《大纲》中第 11 条规定，从事体力劳动的女工应该给予 8 个星期的产假，其他非从事体力劳动的女工应该给予 5 个星期的产假，无论哪种情况，女工产假期间的工资应该照发。❷ 1922 年 8 月，《劳动立法原则》发布，指出："……失业救济及疾病保险等为吾人梦想所不及，凡此种种苦境吾人应设法从速脱离。欧美各国之劳动者对于改良彼等之境遇，非已均奏凯歌耶？我等应参照西欧诸国之劳动法规，实现我劳动阶级之利益……"❸

1925 年，第二次全国劳动大会上通过的经济斗争决议案，明确规定保护女工和童工，具体内容为：第一，禁止让怀孕女职工或哺乳期女职工上夜班或从事高强度的工作；第二，给予怀孕女职工数星期的产假，产假期

---

❶ 中国档案馆. 中共中央文件选集：第 1 册 [M]. 北京：中共中央党校出版社，1989：116.

❷ 周华孚，颜鹏飞. 中国保险法规暨章程大全：1865—1953 [M]. 上海：上海人民出版社，1992：585.

❸ 中华全国总工会中国职工运动史研究室. 中国工会历史文献：1921.7—1927.7 [M]. 北京：工人出版社，1958：15.

间工资照发；第三，给予哺乳期女职工正常休息时间之外的时间用来给孩子哺乳，每次哺乳时间至少半个小时，而且哺乳时间间隔最多 3 个小时。决议案中除了包括女工童工的生活改善，还在劳动保险和社会保险方面做出规定，决议案中提出，资本家开设工厂全以营利为唯一目标，工厂设备很少顾及工人身体健康，危险之事常常发生，如 1924 年的上海祥经丝厂大火，工人被烧死者数百人；同时工厂之不洁，得肺痨疫症致死的，更不可计其数；在工人工作受伤死亡或失业后，亦无相当的保证，因此努力要求一切企业机关必须重视工厂卫生以及工厂的防疫。在工人所从事的工作对其健康有危害的情况下，工厂必须提供给工人必要的保护服装、保护器材以及消毒材料，用来抵抗可能带来的危险。此外，在决议案中规定应该实施社会保险制度，保障工人无论是在因为工作死亡时，还是在患病时、年老时、失业时，都能够得到相应的赔偿或救济。❶

1927 年，第四次全国劳动大会通过经济斗争议案，进一步明确提出对于不可避免的疾病、死伤、失业及变老等应该实行社会保险。❷ 同时，《产业工人经济斗争决议案》《手工业工人经济斗争决议案》以及《女工童工问题决议案》也在本次大会获得通过。《产业工人经济斗争决议案》进一步重申企业主在医疗和劳动保险问题上应负的责任，具体包括以下五个方面：第一，企业主应该为工人设立诊疗医院；第二，对于因病请假三个月内不能工作的工人，应该照领工资；第三，对于因工受伤的工人，企业主除了发给工人医疗费，还要照发工资；第四，工人病死时，企业主应以死亡工人生前 3 倍的工资作为抚恤金发放给家属；第五，工人因工死亡时，企业主应该以死亡工人生前的工资作为抚恤金发放给工人子女，发放抚恤金直至工人子女年满 16 岁。当死亡工人子女满 16 岁以后，企业主应以死亡工人生前工资的 1/3 比例发放给工人的妻子，直至妻子去世为止。《手工业工人经济斗争决议案》提出了对学徒的保障要求，具体有：第一，店

---

❶ 中华全国总工会中国职工运动史研究室. 中国历次全国劳动大会文献 [M]. 北京：工人出版社，1957：16 - 17.

❷ 中华全国总工会中国职工运动史研究室. 中国历次全国劳动大会文献 [M]. 北京：工人出版社，1957：211.

主负担学徒疾病或死伤时的医药费；第二，学徒因工死亡，或在学徒期间死亡时，店主应该发给丧葬费，并且应该按照学徒的工作年限给予抚恤金。❶《女工童工问题决议案》规定，为了保护女工童工的权益，当女工童工发生疾病、伤亡或失业时，所得到的抚恤和其他一切待遇应与成年工人平等。❷

1929 年，《中华全国工人斗争纲领》以及《铁路工作决议案》在第五次劳动大会上通过。工人阶级要求的保障范围扩大到职工家属和子女。《中华全国工人斗争纲领》提出：企业主应该对于发生疾病伤害的工人或工人家属提供医药费，直到患者病愈为止。❸而且，不得扣除工人病假期间的工资。《铁路工作决议案》规定，工人在病休期间，工资照发至病愈时为止，不得限制日期。❹

1930 年 3 月，闽西第一次工农兵代表大会通过劳动法，该劳动法规定，应该由东家负担那些长期患有疾病或因病死伤的雇工的医药费和抚恤费。此外，劳动法还分别对工厂工人、工场作坊工人、自由手工业工人、运输工人以及女工的医疗保障各项事宜进行进一步具体的规定，内容主要有：第一，《工厂工人条例》进一步确定由工厂主负担那些患病工人或因病而死伤的工人的医药费和抚恤费，医药费和抚恤费的标准由工会制定。第二，《工场作坊工人条例》规定企业主应该负担那些患病工人或因病而死伤的工人的医药费和抚恤费、改良工作坊内卫生、给予因病需要回家的工人路费。第三，《自由手工业工人条例》规定，工人在工作期间内，如果发生身患疾病，或因病死伤时，东家应该根据具体情况对工人进行医药费补贴和抚恤费补贴。"在工作时期内，工人病疾死伤，由东家酌贴医药

❶ 卫兴华. 中国社会保障制度研究［M］. 北京：中国人民大学出版社，1994：51.
❷ 中华全国总工会中国职工运动史研究室. 中国历次全国劳动大会文献［M］. 北京：工人出版社，1957：211 –221.
❸ 中华全国总工会中国职工运动史研究室. 中国历次全国劳动大会文献［M］. 北京：工人出版社，1957：284 –290.
❹ 中华全国总工会中国职工运动史研究室. 中国历次全国劳动大会文献［M］. 北京：工人出版社，1957：322 –326.

费、抚恤费"❶。第四，《运输工人条例》规定，工会应该向商家进行募款来对患病挑夫工人或因病而死伤的挑夫工人进行救济。第五，《女工条例》规定女工在产前产后两个月不做工，工资应该照领。❷

1930年5月，《劳动暂行法》在全国苏维埃区域代表大会上通过，该暂行法提出，对于长期患疫病而死伤的工人，应该由企业主负担工人的医药费和抚恤费，医药费和抚恤费标准则由工会制定。规定女工在产前产后有两个月产假休息时间，不用工作，但是应该照领工资。1930年6月，《劳动保护法》通过，在"女工及未成年人"章节中对于女工的劳动保护有：女工在分娩前后的各6个星期内休假，停止工作，休假期间工资照领；女工在月经期5天以内休息，不用工作，休息期间工资照领。❸ "保障与抚恤"一章中规定，对于遭遇疾病或遭遇伤害的工人以及工人家属，工厂应该给予医药费用进行诊治，直到工人或工人家属病愈为止。工人患病或遭遇伤害治疗期间的工资照发，不得克扣。另外，对于因为工作致伤或致残的工人，工厂应该按照政府与工会的相关规定给予工人抚恤金。❹ "社会保险"一章规定，社会保险项目应该包括：第一，工人发生疾病时给予的医药津贴；第二，工人暂时丧失劳动能力时（如受孕及服侍老人等）给予的补助津贴；第三，工人发生残废或衰老时给予的津贴；第四，工人失业时给予失业津贴；第五，工人死亡或工人失踪给予工人家属的津贴；第六，工人在生育、结婚、丧葬及遭遇意外灾难时给予的津贴"❺。此外，本章明确规定应该遵照苏维埃政府法令实施社会保险，保险金由雇主按照工资比例支付，不需要工人进行缴纳。❻

1931年2月，《苏维埃第一次全国代表大会劳动法（草案）》明确对女工的劳动保护做了具体规定：第一，从事体力劳动的女工在分娩前后8

---

❶ 蔡鸿源. 民国法规集成：第70册 [M]. 合肥：黄山书社，1999：13 – 17.
❷ 蔡鸿源. 民国法规集成：第70册 [M]. 合肥：黄山书社，1999：13 – 17.
❸ 蔡鸿源. 民国法规集成：第70册 [M]. 合肥：黄山书社，1999：33.
❹ 蔡鸿源. 民国法规集成：第70册 [M]. 合肥：黄山书社，1999：33.
❺ 蔡鸿源. 民国法规集成：第70册 [M]. 合肥：黄山书社，1999：34.
❻ 周华孚，颜鹏飞. 中国保险法规暨章程大全：1865—1953 [M]. 上海：上海人民出版社，1992：587.

个星期内停工休假，休假期间工资照领；其他女工办事员和女书记在分娩前后 6 个星期内停工休假，休假期间工资照领。第二，以上情况下的女工休假期间的工资由厂方负担。也可以经过社会保险部进行发放（如果社会保险已经成立）。第三，女工如果打胎或小产，需要休息两个星期，休息期间工资照领。第四，处于哺乳期的女工在工作时间内，可以每间隔 3 个小时哺乳婴儿，哺乳时间为半个小时，此期间不得克扣工资。❶ 此外，社会保险方面规定："工会与雇主订立的集体合同，须有特别条文规定由雇主除应付工资以外，再支付全部工资额 10%～15% 的特别基金作为各种社会保险之用"❷。具体包括：第一，疾病优恤。工人不论是患普通疾病还是因工作而致病（如遇险受伤、职业病等），在其不能工作的时间内给予医药费支付；从得病第一天起开始计算疾病优恤金，优恤金数额可以达到与工资同样的数量，但最高不能超过相关规定的限度；另外，疾病优恤金也可以支付给那些因为患职业病而残疾的工人。第二，免费医疗。工人在遭遇暂时失去工作能力时、女工怀孕时、女工生孩子时、工人失业时，都可以得到与在职时同样的免费的医疗待遇。❸ 第三，现金优恤。无论工人出于何种原因（工作遇险、遭受职业病或其他一般原因）造成部分残疾或完全残疾的情况下，只要经过特别委员会的检查，就可以得到根据残疾的程度和性质而发放的现金优恤。❹第四，女工在怀孕及生产期间的 16 个星期或 20 个星期的休假期间内，应该领取其全部工资。第五，婴儿补助金。应该给生产的女工发放总数不超过女工 2 个月工资的婴儿补助金，用来资助购买婴儿 9 个月所需的物品。❺

1931 年 11 月，《中华苏维埃共和国劳动法》颁布。其中第七章"女工、青工及童工"对于保护青工、童工和女工特别提出严格规定：第一，严格禁止 18 岁以下的男女工人、怀孕女工、哺乳期女工夜间工作；第二，

---

❶ 蔡鸿源. 民国法规集成：第 70 册 [M]. 合肥：黄山书社，1999：74.
❷ 蔡鸿源. 民国法规集成：第 70 册 [M]. 合肥：黄山书社，1999：74.
❸ 蔡鸿源. 民国法规集成：第 70 册 [M]. 合肥：黄山书社，1999：75－76.
❹ 蔡鸿源. 民国法规集成：第 70 册 [M]. 合肥：黄山书社，1999：75－76.
❺ 蔡鸿源. 民国法规集成：第 70 册 [M]. 合肥：黄山书社，1999：75－76.

规定了女工产假福利：从事体力劳动的女工，在分娩前后享受 8 个星期的产假，产假期间工资照领；从事脑力劳动的女办事员与女书记等机关女职员，在分娩前后享受 6 个星期的产假，产假期间工资照领；女工如果发生小产（堕胎），享受 2 个星期的休息时间，期间工资照领；❶ 第三，对分娩女工的工作保障进行具体规定，在女工分娩前 5 个月内及分娩后 9 个月以内，企业主不许开除女工；并且，不经女工同意不得擅自派女工外出办事，或者调动女工的工作；第四，处于哺乳期的女工除了正常工作期间的休息时间以外，每隔 3 个小时，休息半个小时，用来给孩子哺乳。哺乳时间计入工作时间以内，企业主不得克扣女工工资。此外，企业主应该在工厂内专门设立由专人看护婴孩的哺乳室和托儿所。❷

在《中华苏维埃共和国劳动法》第十章"社会保险"中，对保险对象、保险资金来源、给付范围等都有明确规定：第一，社会保险的保险对象是一切在国家企业、协作社以及私人企业工作的雇佣人员。第二，保险资金来源是雇主在工人工资之外支付的占工资总额 10% ~ 15% 的保险基金，被保险人无需缴纳保险费用，雇主也不得从雇员的工资中进行克扣。并且，明令禁止把保险基金移作与保险人无关的用途之上。❸ 第三，社会保险的给付范围主要包括以下两个方面：（1）医药免费。支付所有因普通病、因工致病或遇险受伤或职业病等产生的医药费。另外，被保险人家属也享受同样的免费医药帮助；❹（2）对暂时不能工作的工人提供津贴。暂时不能工作的情况具体包括患疾病、受伤、被隔离、怀孕、分娩以及服侍家中的患者等。第四，残疾及老弱的现金优恤。无论何种原因导致的残疾，只要经过特别专门委员会的检查，在确定残疾的程度、性质，以及残疾者家庭状况之后，都可以依据得到优恤金；第五，提供婴儿补助金。给予新生婴儿家庭最多相当于工人两个月工资的家庭补助金，用来资助购买

❶ 蔡鸿源. 民国法规集成：第 70 册 [M]. 合肥：黄山书社，1999：124.
❷ 蔡鸿源. 民国法规集成：第 70 册 [M]. 合肥：黄山书社，1999：124.
❸ 蔡鸿源. 民国法规集成：第 70 册 [M]. 合肥：黄山书社，1999：227.
❹ 周华孚，颜鹏飞. 中国保险法规暨章程大全：1865—1953 [M]. 上海：上海人民出版社，1992：591.

58

婴儿 10 个月内所必需的物品和奶制品。❶ 此外，附注中特别规定了疾病优恤金的领取资格和领取额度：从得病第一天算起，疾病优恤金的总额可以达到与其工资相同的数额，但是不能超过相关规定的最高限额。❷ 因为职业病而致残疾的工人在领取残疾优恤金之前，可以领取疾病优恤金。❸ 并且，明确规定以上各项津贴的费用全部都由雇主负担（在社会保险处未成立以前）。❹ 另外，关于社会保险基金的管理也有相关规定，雇主具有缴纳保险费用的义务，但是不得插手社会保险的管理和用途，由职工代表大会选举出社会保险机关管理委员会，在职工会和劳动部监督之下对社会保险基金的收集与用途进行管理。❺

《中华苏维埃共和国劳动法》实施一年后重新修订，并于 1933 年 10 月颁布了新的《中华苏维埃共和国劳动法》，第一，对被保险人实施免费的医药帮助。第二，对暂时不能工作的被保险人提供津贴。暂时不能工作的情况具体包括患疾病、受伤、被隔离、怀孕、分娩以及服侍家中的患者等。❻ 第三，如果被保险人因为疾病，或因为遇险等原因造成部分残疾，或造成完全残疾的情况下，在经过特别委员会检查后，根据所确定的残疾程度和性质，考虑被保险人的家庭状况等因素，给予优恤金；如果被保险人因为年老而丧失劳动能力，也是需要经过专门委员会进行审查确定后，根据具体情况给予优恤金。❼ 第四，如果工人或职员因为暂时丧失劳动能力请假，请假在 3 个月以内期限时，企业主应保留工人原来的岗位。第五，关于女工生育方面的医疗保障与 1931 年《劳动法》规定基本相同。

---

❶ 蔡鸿源. 民国法规集成：第 70 册［M］. 合肥：黄山书社，1999：227.
❷ 蔡鸿源. 民国法规集成：第 70 册［M］. 合肥：黄山书社，1999：228.
❸ 蔡鸿源. 民国法规集成：第 70 册［M］. 合肥：黄山书社，1999：228.
❹ 周华孚，颜鹏飞. 中国保险法规暨章程大全：1865—1953［M］. 上海：上海人民出版社，1992：592.
❺ 周华孚，颜鹏飞. 中国保险法规暨章程大全：1865—1953［M］. 上海：上海人民出版社，1992：592.
❻ 周华孚，颜鹏飞. 中国保险法规暨章程大全：1865—1953［M］. 上海：上海人民出版社，1992：596.
❼ 周华孚，颜鹏飞. 中国保险法规暨章程大全：1865—1953［M］. 上海：上海人民出版社，1992：596.

　　1932 年 8 月，《湘赣省第二次苏维埃代表大会关于劳动法执行条例的决议》通过。决议对哺乳期女工及分娩女工的保障进行相关规定。第一，严格禁止怀孕女工或处于哺乳期的女工夜间做工。第二，处于哺乳期的女工在上班时间内，每隔 3 个小时，休息半个小时，用来给孩子哺乳。哺乳时间计入工作时间以内，企业主不得克扣女工工资。第三，当婴儿生病需要母亲进行照顾时，雇主不得克扣女工工资，并需要负担婴儿医药费用。第四，从事体力劳动的女工，在分娩前后享受 8 个星期的产假，产假期间工资照领；从事脑力劳动的女办事员与女书记等机关女职员，在分娩前后享受 6 个星期的产假，产假期间工资照领。❶ 此外，在劳动保护方面也有明确的医疗保障规定。第一，工人如患疾病，雇主不能开除他们，并须由雇主发给医药费到病愈为止，如果在 1 个月内，仍需照常发给工资。第二，所有被雇佣后在工作过程中所得的职业病或遭受的任何危险，须由雇主全部进行抚恤。❷ 第三，社会保险的给付范围包括：（1）医药免费。支付所有因普通病、因工致病或遇险受伤或职业病等产生的医药费。另外，被保险人家属也享受同样的免费的医药帮助；（2）对暂时不能工作的工人提供津贴。暂时不能工作的情况具体包括患疾病、受伤、被隔离、怀孕、分娩以及服侍家中的患者等；（3）如果被保险人因为一般疾病的原因，或因为职业病造成部分残疾，或造成完全残疾的情况下，在经过特别委员会检查后，根据所确定的该残疾的程度和性质，考虑被保险人的家庭状况等因素，给予现金优恤；如果被保险人因为年老而丧失劳动能力，也是需要经过专门委员会进行审查确定后，根据具体情况给予现金优恤。与《中华苏维埃共和国劳动法》中社会保险的给付范围基本一致。

　　1933 年，《卫生运动纲要》指出，"污秽和疾病"是中华苏维埃临时中央政府需要解决的一个大问题。❸

---

　　❶ 周华孚，颜鹏飞. 中国保险法规暨章程大全：1865—1953 [M]. 上海：上海人民出版社，1992：593.

　　❷ 周华孚，颜鹏飞. 中国保险法规暨章程大全：1865—1953 [M]. 上海：上海人民出版社，1992：593.

　　❸ 高恩显，高良，陈锦石等. 新中国预防医学历史资料选编：一 [M]. 北京：人民军医出版社，1986：70.

抗日战争期间，各根据地出台了各种社会保险的相关规章制度。1940年3月，《关于改善工人生活办法草案》由晋绥边区晋西总工会发布，规定雇主应该发给发生疾病工人医药费以及照发工人患病期间的工资。女工分娩前后休假两个月，雇主照发其休假期间工资，并额外发给生育费。1940年11月，《陕甘宁边区战时工厂集体合同暂行准则》公布，准则对女工产假、工人病假期间待遇进行明确规定：第一，关于女工产假待遇。女工产假2个月，产假期间工资照发。如果女工工作期限不满半年，则产假期间工资减半发放。第二，关于工人病假待遇。病假在1个月以内的工资照领；不超过两个月的领工资的一半；不超过3个月的领工资的1/3；3个月以上的没有工资。但是，公家设立的医院应一直负责工人病假期间的医药费以及伙食费，厂方应每月发给工人1～3元的津贴费，并在工人病愈前为其保留工作岗位。第三，工人必须在公家设立的医院，或由指定的医生进行诊治，如果工人自行选择医生或自行购买药品，厂方将不负责其费用。第四，工人或学徒因工受重伤而不能工作期间由厂方负责其医药费和一定的保养费。❶

1941年，《晋西北矿厂劳动暂行条例》对于矿工的医疗保障进行了具体规定：矿主应该负责患病矿工的医药费、生病期间的生活费；负责因工致病矿工的医治费、3个月内照发矿工工资；给予因工致伤残而失去工作能力的矿工1—2个月的抚恤金；负担因工死亡矿工的棺木费，给予死亡矿工直系亲属及配偶矿工生前1到3个月的工资作为抚恤金。❷

1942年，《陕甘宁边区劳动保护条例（草案）》规定：第一，雇主应该负担因工生病或受伤工人的医药费，并照发工人病假期间工资、病假期间保留工人工作岗位；第二，雇主对因工致残的工人应给予残疾津贴，残疾津贴根据工人残疾的轻重程度不同制定，下限为半年平均工资；第三，雇主对因病死亡的困难工人家庭应给予埋葬费，以及根据死亡工人家庭状况调查结果给予适当抚恤金；第四，雇主对因工受伤而致死亡的工人遗属

---

❶ 中华全国总工会中国职工运动史研究室. 中国工会历史文献：1937.7—1945.8［M］. 北京：工人出版社，1959：167-168.

❷ 蔡鸿源. 民国法规集成：第71册［M］. 合肥：黄山书社，1999：144-145.

给以工人生前两年的平均工资作为抚恤金。❶

1944 年，经过两次修订的《晋冀鲁豫边区劳工保护暂行条例》颁布，第一，雇主对请病假在 1 个月以内的患者负担上限为 2 市斗小米市价的医药费，工人工资照领；第二，雇主对病假超过 1 个月的工人停止提供医药补助，并由劳资双方协议是否继续照发工资；第三，雇主对因工致残的工人根据具体情况发放 1—3 个月的工资作为抚养金；第四，雇主对于因工致死亡的工人家属给予 4 市斗小米市价相当的埋葬费以及 3—6 个月的工资作为抚恤金。❷ 此外，在《晋察冀地区政府工作人员伤亡褒恤条例》中也有关于给发生疾病伤亡的机关工作人员发放生活费的规定。疾病保险在《苏皖边区劳动保护条例》中也有一些规定。

1946 年 5 月，《苏皖边区保护工厂劳动暂行条例》对于怀孕女工、哺乳期女工以及女工产假都有规定：第一，禁止怀孕的女工或处于哺乳期的女工夜间做工或被要求在规定时间以外再做工；第二，女工在分娩前半个月，分娩后一个月，总计一个半月期间休假，停止工作，但是休假期间工钱照领。此外，该条例对于保障因工受伤的工人做出若干规定：第一，厂方负责医治因工受伤的工人，并照发工人工资直至工人痊愈后恢复工作为止；第二，厂方对于因工致残工人应该调整到更加轻便的工作岗位，但工资按照原岗位发放；第三，厂方对于因工致残失去工作能力的工人给予 1 年到 3 年的工资作为补助；第四，厂方对于因工受伤致死亡的工人给予埋葬费，并根据工人工作年限给予家属发放抚恤金。❸

1948 年 12 月 17 日，东北行政委员会根据第六次全国劳动大会决议公布了《东北条例》，即《东北公营企业战时暂行劳动保险条例》。为保护公营企业中工人与职员的健康，减轻其战时生活困难，决定在东北公营企业中，依据战时可能条件，实施劳动保险，因此制定《东北公营企业战时暂行劳动保险条例》，该条例拟于次年 4 月 1 日起，暂从国营之铁路、矿山、军工、军需、邮电、电气、纺织等企业着手试办，其他国营企业欲兴办劳

❶ 蔡鸿源. 民国法规集成：第 72 册 [M]. 合肥：黄山书社，1999：134.
❷ 蔡鸿源. 民国法规集成：第 72 册 [M]. 合肥：黄山书社，1999：139－140.
❸ 蔡鸿源. 民国法规集成：第 73 册 [M]. 合肥：黄山书社，1999：70－72.

动保险者须由该企业管理人及其主管机关负责人呈请本委员会核准。各企业在实施劳动保险之前，均须先缴纳两个月劳动保险基金，全数保存于政府指定银行作为总基金，具体规定如下：一、上述各国营企业从1949年1月份起，须按月缴纳劳动保险基金，由各企业管理人于每月发放工资日，按等于本企业支出总额3%缴纳。一、二两个月份，全数作为劳动保险基金，三月份起，各企业应缴纳劳动保险基金，以70%保存于本企业中，作为支付本企业职工劳动保险费之用，其余30%则缴存于指定之银行，归入劳动保险基金项内。二、指定东北银行代理劳动保险基金收支业务。三、各企业每月按时拨出劳动保险基金后，应立即全部缴存于当地或附近的东北银行。四、接受委托之银行收到劳动保险基金时，须备有四联收据收款证件，一件交付交款人，一件送交东北职工总会备查，一件送交该企业之职工会组织，一件作为存根。五、东北银行须将所收劳动保险基金数目，按月造具报告表，分送本会劳动总局及东北职工总会各一份备查。六、各国营企业于命令到达之日起，企业管理人与本企业职工会，应立即共同组织本企业劳动保险委员会，并于明年二月底以前，做好本企业于明年四月一日实施劳动保险之各项准备工作。七、责成本会劳动总局协同东北职工总会，制定劳动保险条例实施细则，于1949年二月底以前公布。

该条例第9条就疾病及非因公负伤残废医药补助金方面规定如下：职工本人患病负伤时之全部医疗费用由所属企业负担，但须在本企业所办医疗所或指定医院中治疗，否则，不发给医药费。职工患病及非因公负伤在三个月以内者按照职工在该企业工作之工龄付给相当于本人工资55%～100%的工资补助金，由该职工所属之企业支付。患病三个月以上及负伤致残疾得由劳动保险基金中发给疾病或残废的救济金，其数等于因公残废恤金之半数，直至能工作之时为止。职工直系亲属患病时，得在企业所办之医疗所免费治疗，酌减药费。

1949年又公布了《东北条例》的试行细则，决定先在铁路部门、矿山部门、军工部门、军需部门、邮电部门、电气部门以及纺织部门等国家经营的产业部门试行社会保险制度，1949年7月1日起在所有的东北地区公营企业推行社会保险制度。疾病及因工伤残废医药补助金是《东北条例》

规定应该举办的劳动保险事业的一部分。根据试行细则有关规定，劳动保险包括生育补助金、家属抚恤金、丧葬补助及救济金、丧葬费、医疗费和医疗补助费在内的 6 个具体项目。规定各公营企业劳动保险管理机关按月缴纳等于本企业工资支出总额 3% 的劳动保险金。❶ 劳动保险金只能用于劳动保险事业，专款专用；❷ 劳动保险金由东北行政委员会劳动总局委托国家或地方银行代理保管；各企业会计处设立劳动保险基金会计进行劳动保险金支付。规定公营企业要在每个月的工资发放日把劳动保险基金的 30% 缴存到政府指定的银行充作劳动保险总基金，由东北职工总会决定用途，其余的 70% 留存在本企业会计处作为本企业的劳动保险基金来为本企业职工支付劳动保险金。劳动保险基金只能用于劳动保险事业，不得移作他用。各企业设立劳动保险委员会和劳动保险基金审核委员会进行劳动保险基金的监督与审查。劳动总局负责审查东北职工总会劳动保护部定期送交的劳动保险基金收支状况报告表，并对违反本条例的企业进行处分或转送司法机关惩办。

《东北条例》对保障因公负伤或残废的工人有明确规定：第一，企业应该负担因公负伤职工的全部医疗费，工人诊治过程中的病假期内，应照发其全部工资，不得克扣；❸ 第二，因公负伤或因公积劳成疾致成残废的职工，根据其残废程度轻重不同，由劳动保险基金中每月付给等于本人工资 50%～60% 的抚恤金，至本人老死时止❹。对于疾病因非因公伤残废医药补助金规定，"职工本人患病负伤时之全部医疗费由所属企业负担，但须在本企业所办之医疗所或指定之医院中治疗，否则不发给医药费"❺；"职工患病及非因公负伤在 3 个月以内者，按职工在该企业工作之工龄付

❶ 蔡鸿源. 民国法规集成：第 73 册 [M]. 合肥：黄山书社，1999：199.
❷ 蔡鸿源. 民国法规集成：第 73 册 [M]. 合肥：黄山书社，1999：188.
❸ 周华孚，颜鹏飞. 中国保险法规暨章程大全：1865—1953 [M]. 上海：上海人民出版社，1992：608.
❹ 周华孚，颜鹏飞. 中国保险法规暨章程大全：1865—1953 [M]. 上海：上海人民出版社，1992：608.
❺ 周华孚，颜鹏飞. 中国保险法规暨章程大全：1865—1953 [M]. 上海：上海人民出版社，1992：608.

给相当于本人工资 55%～100% 的补助金，由该职工所属之企业支付；患病 3 个月以上及负伤致残废者，得从劳动保险基金中发给疾病或残废的救济金，其数等于因公残废恤金之半数，直至能工作时为止"❶。此外，该条例还规定，当职工的直系亲属患病时，也可以在企业所办之医疗所进行免费治疗，药费根据情况进行适当减少。❷"职工因公负伤医疗期间，医疗费由所属企业完全负责，并照发工资，至该企业医疗所或指定之医院，证明已能复工或医疗终结确定为残废之时为止"❸，"职工患病的医药费，以及非因公负伤的医疗费，只要在本企业医疗所及指定医院治疗者，由所属企业负担；在 3 个月以内，并照下列规定按月发给工资补助金：在本企业工作 1 年以内者，发给 50% 的工资；工作 1 年以上至 3 年者，发给 60% 的工资；工作 3 年以上至 5 年者，发给 70% 的工资；工作在 5 年以上者，每增加 1 年，增加 10% 的工资至 100% 为止，均由本企业支付，不在劳动保险金项下开支"❹。非因工积劳而造成的慢性病患者，得按当时当地社会一般医疗情况进行医疗。"由本企业劳动保险委员会按其在本企业工资年限之多少，决定由本企业负责全部或一部分：在本企业工作 10 年以上者，负责全部；5 年以上至 10 年者，负责 2/3；3 年以上至 5 年者，负责 1/2；3 年以下者负责 1/3；补助金及救济金，照一般疾病处理"❺。职工非因疾病和非因公负伤残废在 3 个月以上，仍不能工作者，"停发工资补助金，改由劳动保险基金中按月发给疾病或残废的救济金：其在本企业工作不满 1 年者，发给原工资 10%～15%；工作 1 年以上至 3 年者，发给原工资 15%～20%；工作 3 年以上至 5 年者，发给原工资 20%～25%；工作 5 年以上者，发给

❶　周华孚，颜鹏飞. 中国保险法规暨章程大全：1865—1953［M］. 上海：上海人民出版社，1992：608.

❷　周华孚，颜鹏飞. 中国保险法规暨章程大全：1865—1953［M］. 上海：上海人民出版社，1992：608.

❸　周华孚，颜鹏飞. 中国保险法规暨章程大全：1865—1953［M］. 上海：上海人民出版社，1992：615 .

❹　周华孚，颜鹏飞. 中国保险法规暨章程大全：1865—1953［M］. 上海：上海人民出版社，1992：615.

❺　周华孚，颜鹏飞. 中国保险法规暨章程大全：1865—1953［M］. 上海：上海人民出版社，1992：615.

原工资 25%～30%，救济金发至本人能工作时止"❶。"职工疾病负伤之需要停止工作治疗者，必经本企业医疗所或指定医院之医生证明"❷，才能享受伤病的待遇。当职工的直系亲属患病时，也可以在企业所办之医疗所进行免费治疗，药费根据情况进行适当减少，其治疗之手续及药费酌减办法，由各企业劳动保险委员会协同企业行政具体规定之"❸。

关于职工生育儿女补助金的规定有 "女职工产前产后休假 45 天，小产在 3 个月以内给假 15 天，3 个月以外给假 30 天，均由所属企业行政照发原工资"❹。生育儿女补助金，在产前 1 个月内，由劳动保险基金内发给。如果是双胞胎，产后补发一份。夫妻均在实施劳动保险的企业工作，由女方领取生育补助金，妻子未在实施劳动保险的企业工作，则由丈夫领取。生育补助金相当于按照当时当地国营贸易公司的市价支付的 5 市尺白布。

1949 年 3 月，《关于公立医院及医疗队免费医疗的决定》颁布，规定医院和医疗队根据村或区政府的证明或介绍信，对五类无力治疗的患者实行减免费治疗。这五类人群包括：患病无力治疗的贫苦乡村劳动人民；患病无力治疗的军工烈属；患病无力治疗的退伍军人；患病无力治疗的城市贫苦劳动人民；特殊灾害中的灾民。❺

中国共产党领导下的医疗保障立法对医疗保险的费率和给付都有较详细的规定，还包括改善工厂卫生条件，以及在根据地实施防疫以及免费医疗等方面的内容。中国共产党从建立之初就一直贯彻党的奋斗目标——无论是在领导工人运动，提出一系列争取社会保险立法的要求方面，还是在

---

❶ 周华孚，颜鹏飞. 中国保险法规暨章程大全：1865—1953 ［M］. 上海：上海人民出版社，1992：615.

❷ 周华孚，颜鹏飞. 中国保险法规暨章程大全：1865—1953 ［M］. 上海：上海人民出版社，1992：615.

❸ 周华孚，颜鹏飞. 中国保险法规暨章程大全：1865—1953 ［M］. 上海：上海人民出版社，1992：615.

❹ 周华孚，颜鹏飞. 中国保险法规暨章程大全：1865—1953 ［M］. 上海：上海人民出版社，1992：616.

❺ 陈明光. 中国卫生法规史料选编：1912—1949 ［M］. 上海：上海医科大学出版社，1996：177.

革命根据地不同时期的法规制定方面，都最大化地代表着广大人民的利益，为保障工人阶级和农民的健康做出立法上的努力和尝试。

但是，在土地革命时期，中国共产党建立的政权还非常弱小，财力非常有限，基本用来满足战争的需要。土地革命时期，中国共产党当时的医疗保障主要是针对红军部队而言的，所需的防病治病资源极其有限。当时苏区公家办的医院，虽然也给群众看病，但是主要是给红军和干部服务。❶政府公共的看病所虽然不收取诊疗费，但收取药费。

根据地的医疗保障工作主要是通过发动群众、依靠群众而进行的，发动群众进行募捐、动员群众抢救照顾红军伤员、发动群众进行卫生竞赛等达到防疫的目的。以闽西根据地为例，充分动员部队里面稍懂医术的战士、当地的医生以及民间的土医生，还对稍有文化的群众进行培训，❷ 发动群众力所能及地支持红军部队的诊疗工作，并承担伤病员的各种疗养工作，群众成为红军医院的后勤队伍。在发动群众依靠群众的同时，红军部队也在医疗资源有限的情况下为群众免费看病治疗，"凡有苏维埃政府介绍信的贫苦群众，一律免费治疗"❸。1932 年 3 月《苏维埃区域暂行防疫条例》颁布后，各地苏维埃政府积极执行，并结合当地特点拟定不同的细则。防疫运动得到广泛的宣传和开展，部队医院为儿童种痘、开展防疫活动、宣传卫生知识等，传染病死亡人数下降明显❹。可以说，这一时期根据地所走的就是医疗卫生需要群众、群众需要医疗卫生的群众路线。

在财政资金方面，根据地主要依靠筹款的方式进行。对土豪地主、军阀、官僚等剥削者采用强制力量来取得财政收入。随着土地革命的深入，根据地的财政收入有部分来自土地税、工商税和公债等。1929 年，中国共产党闽西根据地第一次代表大会决议案明确规定了土地税的用途，那就是

---

❶ 江西财经学院经济研究所. 闽浙赣革命根据地财政经济史料选编［M］. 厦门：厦门大学出版社，1988：449.

❷ 余伯流，凌步机. 中央苏区史［M］. 南昌：江西人民出版社，2001：855.

❸ 高恩显，高良，陈锦石等. 新中国预防医学历史资料选编：一［M］. 北京：人民军医出版社，1986：421.

❹ 高恩显，高良，陈锦石等. 新中国预防医学历史资料选编：一［M］. 北京：人民军医出版社，1986：533.

为补助残废老病及建设地方公共事业。❶ 1932 年,《湘赣苏区土地和商业累进税暂行征收条例》规定把土地累进税用于建立学校、医院、残废所等公益事业上面。❷ 但是,因为财政收入极其不稳定,这些规定很多时候并不能得到执行。

抗战时期的医疗保障仍然是以军队的医疗救护为主。但是,中国共产党领导的抗日根据地等边区的医疗保障工作也取得了一定的进步。其中,陕甘宁边区成立正规的卫生委员会,建立延安中央医院,开展群众保健。其中中央医院除了主要对干部看病以外,也接收普通群众。据 1943 年 1—10 月医院数据统计,老百姓住院占 6%。❸ 此外,陕甘宁边区还推行了保健药社和卫生合作社,为群众的医药和医疗卫生做出了贡献❹。陕甘宁边区的医疗卫生工作仍然坚持走群众路线的方针,"动员一切可以动员的力量"❺。在晋察冀根据地,党和军队开展改善公共卫生、预防疾病灾害的工作。1943 年,晋察冀军区共派出二十几个防疫组,100 多名医生,共治疗 13000 余人。❻ 在晋察冀根据地,仍然走的是群众路线,发动组织群众进行医药组织建设、宣传并改变群众对西医的偏见、定期进行卫生宣教活动等。

中国共产党在农村包围城市和武装夺取政权的过程中,经历了土地革命时期、抗日战争时期和解放战争时期。在艰苦卓绝的革命进程中,中国共产党始终代表最广大人民的利益,以推翻剥削阶级、建立无产阶级政权、实现共产主义为奋斗目标。中国共产党自成立之初就开始重视对工人

---

❶ 江西省档案馆,中共江西省委党校党史教研室. 中央革命根据地史料选编:上册 [M]. 南昌:江西人民出版社, 1982:371.

❷ 党史资料征集协作小组. 湘赣革命根据地:上册 [M]. 北京:中共党史资料出版社, 1991:155.

❸ 傅连璋. 中共中央医院的四周年 [N]. 解放日报, 1943 - 11 - 14.

❹ 甘肃省社会科学院历史研究室. 陕甘宁革命根据地史料选辑:第一辑 [M]. 兰州:甘肃人民出版社, 1981:484.

❺ 西北五省区编纂领导小组,中央档案馆. 陕甘宁边区抗日民主根据地:文献卷·下 [M]. 北京:中共党史资料出版社, 1990:153 - 154.

❻ 新中国预防医学历史经验编委会. 新中国预防医疗历史经验:第 1 卷 [M]. 北京:人民卫生出版社, 1991:100.

阶级等劳苦大众的社会保障，具体到医疗保障，中国共产党在领导工人阶级与资本家做斗争的过程中，向剥削阶级发起攻势，提出保护工人健康的医疗保障要求，并制定各种法规条例来保证工人得到医疗保障。这些法规中涉及医疗保险、医疗救助以及公共卫生等方面。除了在国民党占领的城市，带领工人阶级向剥削阶级发起进攻外，中国共产党在革命根据地的医疗保障也进行了有益的尝试，并取得了一定的成效。

总之，归根结底，中国共产党建立的革命根据地在土地革命时期、抗日战争时期以及解放战争时期的医疗保障立法和实践始终处在战争中。当社会动荡，国民生产和生活都处于较低水平的情况下，政府财力薄弱，很难向国民提供较高水平的医疗保障待遇。因此，在中国共产党领导的根据地，在资金极度匮乏的情况下，只能以"发动群众、依靠群众"的群众路线解决一部分必不可少的医疗救助和防疫。这也是在财政资金极其匮乏情况下的无奈之举，充分证明没有财力支持，医疗保障只能停留在立法阶段，再完善的法律和制度也难以付诸实施。

但必须指出，虽然中国共产党建立初期没有能力有效实施医疗保障，但这些立法和实践为中华人民共和国成立之后，在国家宪法中明确赋予每一个公民有权享受社会保障待遇、人民政府向国民提供社会保障待遇奠定了理论和实践基础。

第三章　新中国的医疗保障

第一节　改革开放前的医疗保障

20世纪50年代，根据毛泽东思想和全国人民代表大会纲领，提出了新中国医疗卫生发展的指导思想。其中包括：必须为工人阶级，即工农兵提供医药服务；必须把预防工作放在首位；必须要中西医结合；医疗卫生工作必须与群众运动相结合。此外，医疗保障制度的制定和完善也没有停止：1951年《中华人民共和国劳动保险条例》颁布，1952年公费医疗制度确立，1953年劳保医疗制度确立。公费医疗经费由国家和各级政府财政预算拨款，一般按照人头划拨到各单位包干使用。劳保医疗费按照企业职工工资总额和国家规定比例，计入生产成本；在职职工医疗费从职工福利费中开支，离退休人员从劳动保险费中列支。从本质上看，公费医疗制度是对机关事业单位工作人员基本实行免费就医，对所供养的家属实行单位互助或补助的一种强制性的雇主责任制度。劳保医疗制度则是对企业职工就医实行少量收费，对职工家属实行半费保障的一种强制性的雇主责任制度。公费医疗制度和劳保医疗制度构成了中国计划经济时期城镇居民的医疗保障制度。合作医疗实行之前，农村并没有正式的医疗保障制度，名义上实行"谁看病谁付钱"的自费式医疗，但由于国家对医疗机构进行补贴，并对医疗服务和药品价格进行严格把控，所以对农村存在事实上的医疗保障。实行合作医疗以后的农民享受的也是这种低廉的自费医疗方式。

新中国成立后，社会资源分配的格局被彻底改变。为了让90%居住在农村的革命支持者分享胜利的成果，国家明确强调预防保健来满足群众的需求，将有限的卫生资源向农村倾斜。1949 年政府成立卫生部，加强对现有医院和研究中心的管理，训练专业的医务人员，鼓励医学院校扩大培养范围，提供更多公共服务人才。新中国成立后的前三年是国民经济恢复时期，中国在战胜贫困的总体目标下，特别注重对医疗卫生状况，尤其是农村医疗卫生状况的改善，尤其以改善多数预防性慢性疾病（如血吸虫病和疟疾）来代替少数护理密集型的疾病。医疗卫生制度集中在重新建立基本医疗卫生机构，动员群众开展消除疾病方面。

第一个五年计划（1953—1957 年）期间，相对于农业，国家更加强调重工业的发展，体现在医疗卫生制度上面，国家的医疗保障政策更加重视对城市产业工人即城镇职工的利益保障。虽然预防性工作和人员培训仍然是卫生整体方案的重点，但在农村范围内的医疗保障，还只是局限在基本医疗卫生服务。1956 年，国家更加认识到重视农业和农村发展的必要性，开始重新规划经济发展和卫生保健服务。

到 1958 年，人民公社已经成为实施"大跃进"经济基础设施的基石。这一时代的"分权"思想渗透到国家上下，体现在医疗卫生领域是建立农村医疗保障中心或县医院，为那些没有能力维持保健中心的公社和邻近地区提供所有的保健服务。主要责任包括门诊和地区卫生工作，群众运动的指导，传染病的调查和控制，公共食堂、托儿所、幼儿园和妇产医院的检查，医疗服务的交付以及所有的预防工作。1965 年，中国每个县都至少有一个医疗中心或医院。始于 1956 年的经济分权在"大跃进"时期得以加速，但在 1959 年遭遇了障碍。由于过分急于求成，希望通过快速建立体制结构来实施分权政策，加上 1959—1961 年自然灾害和 1960 年苏联技术援助的停止和技术人员的撤离，"大跃进"之后的几年是经济紧缩和经济整顿的时期。毛泽东提出的"自力更生"开始成为社会和经济发展的主题，政府开始了如何有效地利用现有人力物力资源的探索。在医疗卫生保健领域，把稀缺资源从原来为大众建立医疗保障服务转向攻坚医学研究和培训。政府"大跃进"期间的政策强调回归到"以农业为基础"，继续推进农业作为经济增长的基础，采取措施保障农村农业劳动力的健康。农村卫生服务事业发展迅速，建立了农村保健中心、吸收传统从业者、倡导城市知识青年上山下乡，培训兼职医疗辅助人员。政府加大了城市医疗队向农村的转移，涌现出一大批"赤脚医生"，广泛推行农村合作医疗制度。医疗保障设施扩建速度虽然有所下降，但仍然保持较大规模。当时政府的政策目标仍然是医疗辅助人员培训和熟练医生下乡。另外，许多省份建立了医学院校，并以培养科学研究和医学实践相结合的学生为目标。

由于当时，特别是在20世纪60年代初，经济发展的主要瓶颈就是农业剩余的可用性。政府实行医疗卫生以农村服务为导向的政策，通过为农村提供医疗卫生服务来消除或减轻在农村肆虐的疾病，扫除影响农业产量提高的障碍，从而提高农业产量，增加农业部门的输出。为了把高度集中在城市的医疗保障资源提供给更多的农村居民，政府在农村建立了医疗队。医疗队的早期工作集中在防疫活动，包括配备防疫工作人员和防疫站设施；建立孕产妇和儿童保健服务；培训当地农民开展预防性工作，包括健康教育和疫苗接种，并在偏远的农村地区提供卫生服务。

1965年毛泽东发表了著名的"六二六"指示，提出要把医疗卫生工作的重点放到无医无药的占人口90%的农村去。强调医疗卫生工作的重点应该是对常见病、多发病投入主要人力物力进行预防和治疗。1966年之前，政府对农村医疗服务的关注达到了新的高度。把毕业不久、本事不大的医生留驻城市，其余的都派到农村去。卫生部党委根据毛泽东的这些意见，提出《关于把卫生工作重点放到农村的报告》。为响应这一号召，派往农村地区的城市医疗人员迅速增加。据新华社报道，在本命令发布后的5个月内，1600多个移动医疗队包括20000个城市医疗专业人员被派到农村地区。

除了建立流动医疗队外，人民公社合作医疗制度的增长也很迅速。虽然早在1958年合作医疗制度就已经出现，但是因为受"大跃进"的影响，直到此时人民公社合作医疗制度才得到广泛的实施。合作医疗要求生产大队和公社社员每年缴纳固定金额，社员一旦生病只需对治疗和药品支付一笔数额很小的钱。需要注意的是，当时的村级诊所是由集体和个人承担费用，但是县级和公社两级的医疗服务机构却不一样，政府不但直接进行创办，而且还承担了这两级医疗服务机构的基本建设费和医务人员的工资。

另外，政府严格控制药品和诊疗费的价格，鼓励使用价格低廉的中医药品等。应该说，合作医疗的成功有赖于政府的财政支持，以及政府对医疗服务及价格的控制。合作医疗实际上是由政府、集体和个人共同建立的医疗保障制度。计划经济时期，普遍实行的以人民公社为基础的农村合作医疗保障制度覆盖了全国人口90%的农村人口。

城市里的医疗保障制度包括为政府机关、大专院校和事业单位职工提供的公费医疗保障制度和为国有企业和部分集体所有制企业的职工提供的劳动保险制度。公费医疗于1952年开始实施，主要是覆盖政府工作人员、高校教师及学生，他们可以享受几乎是免费的门诊医疗和住院医疗服务。医疗卫生服务主要由公立医院提供，但超过200名员工的规模更大的单位通常建立自己的诊所。员工必须去单位指定的合同医院就医，所花费用根据政府制定的收费表进行报销。1951年开始实施的劳保医疗要求员工达到100人以上的国有企业都必须提供劳保医疗，其他小型国有企业、集体所有制企业可以自愿提供劳保医疗。与公费医疗不同的是，劳保医疗不但承担员工的医疗费用，还承担员工家属50%的医疗费用。劳保医疗是由单位组织和筹资的，企业之间不存在风险分担机制。大多数雇员超过1000人的大企业都有自己的医院，雇员在200~1000人之间的企业则拥有自己的诊所，从而为员工提供门诊服务。通常情况下，中型企业的住院服务以及小型企业的所有医疗服务都是由企业和医院根据合同制度来提供的，费用参考国家标准由企业进行报销。

由公费医疗和劳保医疗构成的城镇医疗保障体制在计划经济时期具有典型的国家保障特征：第一，虽然表面上都是由各个单位按照国家规定的待遇标准自行筹资向本单位提供医疗保障，但由于计划经济体制下的统收统支体制公费医疗和劳保医疗都存在事实上的全社会范围内的统筹关系。第二，因为公费医疗由政府承担全部支出，而当时国营企业的利润全部上缴国家，由企业承担的医疗保障费用实际上是减少向国家缴纳的收入，所以二者都是由财政承担医疗保障的费用。第三，虽然看起来城镇医疗保障的对象仅仅是国有部门的职工，但当时的中国基本上不存在非公有制经济，所以实际上公费医疗和劳保医疗基本覆盖了全部的城镇就业者。另外，因为职工家属也可以享受部分的医疗保障，所以计划经济时期的城镇医疗保障制度实际上覆盖了大部分的城镇人口。

该时期形成了农村和城市分别包含三个层次的医疗保障服务机构：农村包括村卫生站、乡镇卫生院和县级医院，城市则由城市街道卫生站、社区卫生服务中心和区域医院组成。以农村为例，村卫生站的村医在初中毕业后培训3~6个月上岗，平均每年接受2~3个星期的继续教育。乡镇卫生院通常有10~20个床位，在助理医生和乡村医生的协助下，由高中毕业后接受3年医学教育的医生进行监管。县医院通常有250~300张床位，配备高中毕业后接受4~5年的医疗培训的医生，还配备护士和技术人员。

据1955年政府统计，1949年的中国共有486700个中医，即平均每1100个人一位中医；西医数量大约为20000个，即每27000个人一位西医。当时的科技发达国家每1000~2000人一位医生。医院设备配置落后，据统计1949年中国的床位高值为90000张，即平均每6000个人一个床位。而当时的发达国家每200~500个人一个床位。当时的中国，不仅医生稀少，配置落后，药物匮乏，而且有限的医疗卫生资源也主要为城市人口服务，在占据主要人口的广大农村，医疗卫生状况更是糟糕。1966年，中国共有150000个西医，在短短不到20年里，增加了100000个西医。大约有172000个助理医生，186000个护士，42000个助产士，100000个药剂师，不包括赤脚医生的数量。1949年至1957年，共有860家新建医院，平均床位为350个。1949年至1965年，医院床位增加了8倍之多。当然，以中国的人口总量进行平均后，与发达国家相比还有一定差距。但是，相比新中国成立前的医疗卫生条件，已经有长足的进步。1950年至1958年，中国的婴儿死亡率从200‰下降到80.8‰。1950年至1965年，在提供医疗卫生服务领域，中国以世界历史上前所未有的广度和速度，改善了6亿人的健康状况。以上海市为例，婴儿死亡率从1951年的每千口82例降到1960年的每千口32例。1951年上海市居民平均寿命44.7岁，相当于欧美发达国家19世纪末的水平（落后了50年）；到1960年增加到66.95岁，当年的美国人均期望寿命仅为69.8岁。❶

---

❶《中国卫生年鉴》编辑委员会. 中国卫生年鉴［M］. 北京：人民卫生出版社，1989：231.

这一时期医疗卫生制度的安排遵循经济发展不同阶段的特点，与广大人民的需求相符合。在农村，合作医疗为超过90%的农村人口提供预防和基本卫生服务。在城市，公费医疗和劳动保险保障了城市职工及家属的医疗卫生需求。中国在医疗卫生保障领域取得长足进步，婴儿死亡率下降较快，人均预期寿命增加明显。❶ 当然，部分原因是中华人民共和国建立以后经济整体增长，收入增加的自然结果。但是，在很大程度上，这些进步是基于政府的制度安排，城市和农村保险制度的安排大大扩大了获得健康的途径，保护了大部分人群，在保护人们因病导致经济损失和健康威胁方面取得了进步。

这一时期，中国的财政收入和支出并没有与GDP成正比增长。财政支出占GDP比例最高时达到44.9%（1960年），平均维持在27%左右❷。因为这一时期GDP总量并不大，财政支出总量也非常有限。卫生事业费占国家财政支出的比例总体呈上升趋势。虽然当时国家GDP总量偏低，财政收入和财政支出都非常有限，但是政府预算支出和社会支出（公费医疗加劳动保险）占卫生总费用的80%以上，患者自付部分低于20%。❸

这一时期的婴儿死亡率明显下降，除了20世纪50年代末60年代初自然灾害造成婴儿死亡率有所回升以外，其他年份的婴儿死亡率都比较低。从1949年200‰急速下降，1958年时下降到80.8‰，1949—1979年婴儿死亡率下降了161个千分点，年平均下降率为5.29%，而同期人均GDP年均增长为4%❹。同时，中国人口的预期寿命也大幅延长，从新中国成立前的35岁提高到1960年的43.5岁，到1978年时达到66.5岁，在1960—1978年这18年间预期寿命提高23岁。根据世界银行数据显示，美国人口预期寿命从1960年的69.8岁提高到1978年的73.3岁，仅提高了不到4岁。

---

❶ 《中国卫生年鉴》编辑委员会. 中国卫生年鉴［M］. 北京：人民卫生出版社，1989：231 - 232.

❷ 国家统计局. 中国统计年鉴. 1984［M］. 北京：中国统计出版社，1984：10 - 231.

❸ 王绍光. 政策导向、汲取能力与卫生公平［J］. 中国社会科学，2005（6）：101 - 120，207 - 208.

❹ 明艳. 我国婴儿死亡率的变动趋势及区域差异研究［J］. 人口与社会，2009（5）：77 - 81.

总之，在 GDP 总量偏小、增速缓慢，财政收支水平有限的情况下，中国的婴儿死亡率和人均预期寿命指标都有了明显的改善。世界银行数据显示：1978 年中国预期寿命达到 66.5 岁，而世界平均水平只有 61 岁，美国预期寿命为 73.3 岁。当年中国 GDP 总量只有 3645.2 亿元，计 2437 亿美元；人均 464 元，计 310 美元。当年美国 GDP 总量为 23566 亿美元，人均 28270 美元。

计划经济时期，政府充分发挥动员能力强、社会组织水平高的优势，在政府控制药品价格、医疗设备价格以及基本医疗服务价格的计划经济体制基础上，注重基层医疗服务和农村医疗服务，提高了医疗保障的可及性，逐步建立起一个效率较高的基本覆盖城乡居民的医疗保障体系。在百业待兴、GDP 总量不足、财政收支水平低下的情况下，中国用占 GDP 3% 的投入实现了社会所有成员享有基本医疗卫生服务的目标，建立了基本的医疗保障制度体系，为绝大多数居民提供了廉价而平等的基本医疗保障。这一时期所取得的举世瞩目的成就固然与当时高度集中的经济体制密切相关，更主要还得益于对社会目标的不懈追求，提高人民健康水平和追求平等始终是政府主导医疗保障的目标和原则。政府发挥了主导作用，医疗投入以政府为主，医疗资源在不同卫生领域的配置由政府统一安排，医疗资源在不同社会群体之间的分配也由政府统一规划，具体服务的组织和管理也是由政府按照严格的计划实施，从而保证了全国绝大多数人能够获得基本的医疗卫生服务，最终取得健康水平各个指标的迅速提高，中国人口的预期寿命从新中国成立前的 35 岁达到 1978 年的 66.5 岁，婴儿死亡率从 1950 年的 200‰下降到 1978 年的 41.02‰。政府主导的道路选择符合该时期医疗保障的要素和特点。

第二节　改革开放后的医疗保障

1979 年，《关于加强医院经济管理试点工作的意见》发布，医院开始走向市场化。1980 年国务院批准卫生部《关于允许个体开业行医问题的请示报告》。1985 年 4 月，卫生部《关于卫生工作改革若干政策问题的报告》得到国务院的批准，从而正式启动了与当时的经济体制改革大环境相符合、以"放权让利、扩大医院自主权"为方向的医疗卫生体制改革。此次医疗改革伴随着社会主义市场经济体制改革目标在 1992 年的正式确立，市场化特征更加明显。1992 年，国务院发布的《关于深化卫生医疗体制改革的几点意见》中提出"支持有条件的单位办成经济实体或实行企业化管理，做到自主经营、自负盈亏"。改革开放给中国的医疗卫生体制带来了很大变化，对城乡居民的医疗保障产生了巨大的影响。

为了克服计划经济体制中权力过于集中的缺点，改革开放后，国家对城镇和农村医疗保障的政策措施主要是行政性分权。与此同时，中央政府与地方政府实行分灶吃饭的财政体制。国营企业开始多种形式地进行扩大经营自主权试点改革，鼓励个体、私营、乡镇企业等非国营企业的发展。农村推行家庭联产承包责任制。改革开放很快取得了显著成果，农业总产量逐步提高，人民生活得到改善，政府计划控制经济的范围缩小，市场调节经济的比重增大。但是，此时的医疗卫生体制改革并没有与经济体制改革的快速发展相匹配。

改革开放以后，"自主经营、自负盈亏"成为越来越多全民所有制企业和集体所有制企业改革的导向，医疗保障受到很大的影响。第一，劳保医疗制度的本质发生变化，劳保医疗不再是计划经济时期实质上的社会统筹，而变成了真正的企业保障。当企业无法承担巨大医疗费支出成本时，一些企业不得不临时解雇员工，降低福利待遇。但作为有中国特色的社会主义的一部分，这些企业必须继续为下岗职工、退休人员及家庭提供福利保障。然而，现实是只有那些在市场竞争中存活下来的国有企业才有可能继续提供这种福利待遇，而大多数国有企业并没有能力继续承受本应该由全社会分担的医疗保障负担。第二，公费医疗制度也受到了冲击。改革开放后实行的财政"分灶"吃饭，以及行政事业费分级包干和事业单位企业化等改革，使大部分公费医疗也变成了单位保障。第三，非公有制经济的迅速发展使得非公有制经济部门的职工人数骤升，然而对于这部分人口越来越多的人群，却没有医疗保障制度上的设计。以上三个方面的原因造成城镇人口的医疗保障覆盖面越来越窄，待遇水平也逐步降低。

改革开放以后，农村实行包产到户，农村集体经济逐渐衰落，大部分的村级医务室都被私人承包，从而使得村级医务室与农民之间的医疗服务关系变成了单纯的买卖关系，基于集体经济特别是基于集体投入的合作医疗制度也迅速瓦解。到 20 世纪 80 年代末，参加合作医疗的行政村不足 5%。❶

在医疗卫生服务体系方面，政府仅为医护人员基本工资和一些新的资本投资提供财政支持，在 20 世纪 90 年代中期，这种资金支持的比例只占医院所有花销的 20% 到 25%。医院和乡镇卫生院都需要通过医治患者获得医院收入的大部分，但此时只有约 25% 的人口有医疗保险。特别是政府还减少了预防接种和疫苗接种的预算，公共卫生项目的管理者必须通过收取患者支付的服务费来维持业务，其中接近 45% 的收入来自患者直接付款。当人民公社被解散以后，医疗市场呈现自由放任状态，期望依靠市场的力量来支配、组织、融资和提供卫生保健服务。人民公社解散之后，以公社为基础的农村医疗制度也随之消失，大部分乡村医生变成了私人医生。虽然城市三个层次的医疗保障系统保持不变，但是政府的资金支持也在减少，所有的医疗单位必须依赖于患者个人和医疗保险的付款。政府虽然规定了医院可以收取的价格，但除了药品和新技术服务，所有其他服务的价格都低于成本。凡此种种所造成的结果是，医院给患者看病、进行外科手术，或接收住院患者都是赔钱的。这些损失必须由处方药或订购昂贵的高科技诊断实验设备所产生的利润进行弥补。医疗单位严重依赖服务收费，进一步促使他们订购具有丰厚超额利润的服务和药品。在这种情况下，医院、医生和生产商在购买最新的诊断设备方面形成了合作伙伴关系。根据世界银行报告，医生过量开药、过量进行静脉注射治疗和实验室测试，直接导致医疗保障费用激增。1986—1993 年每年人均医疗费用增长 11%，去除通货膨胀因素后，1993 年仍然达到 84 美元。此时，获得医疗保障的能力主要取决于患者的支付能力，因此很多人无力负担快速增长的医

---

❶ 蔡仁华. 中国医疗保障制度改革实用全书 [M]. 北京：中国人事出版社，1998：56.

疗费用。中国 7 个医学院校与哈佛公共卫生学院在 1992—1995 年进行合作，在中国贫困地区对 30 个随机选择的县进行调查，通过分析 180 个村、11042 户居民的经济健康状况发现，30% 的村庄没有村医生，28% 的人因为没有能力支付医药费而选择生病时不去就医，51% 的人因为费用拒绝住院接受治疗，25% 的家庭不得不借债或变卖财产支付医药费。这些结果显示，农村医疗服务体系的瓦解和医疗花销的激增是造成农村贫困的重要原因。大部分低收入家庭没有医疗保险，一旦患上重大疾病，巨额医疗开销就会导致家庭破产。❶

　　改革开放前，医疗卫生服务价格低于成本价格，医疗卫生提供方的赤字由政府买单。改革开放后，以市场化为导向的经济体制，一方面导致国有企业的性质和经营方式发生变化，财政收入大幅减少；另一方面医疗机构的市场化导致医疗费用攀升。提高医疗卫生服务的价格水平成为当时的无奈之举。从 20 世纪 80 年代初开始，要素价格和医疗服务价格大幅攀升。1981 年 12 月份，国务院通过了由卫生部起草的《关于解决医院赔本问题的报告》。其中主要建议提高医疗服务价格，使之与成本相匹配，从而达到医院的盈亏平衡。

　　20 世纪 80 年代初，在城镇中，企业医疗保障也开始实行共同支付政策，即要求患者在就医时支付部分费用，通过控制需求来控制医疗费用的增长。虽然这一举措在全国进行了推广，但医疗卫生费用却增加得更快了。很显然，在当时的医院制度下，医疗提供方有足够的利益驱动去提供更多的服务，开更多的药物，采用更昂贵的技术。另外，随着家庭联产承包责任制的推行和"大锅饭"的打破，竞争和市场机制被引入中国经济，由此带来了新的投资，创造了新的需求。变化的经济环境大大影响到了医疗卫生领域。增长的要素投入价格从两个方面影响到医疗卫生费用。一是对体制内医院，即社会保险附属的医院，要素价格决定了费用的增长；二是对体制外医院，即不附属于社会医疗保险的医院，政府对医疗服务实行

---

　　❶ 中华人民共和国国家统计局. 中国统计年鉴：2000［M］. 北京：中国统计出版社，2000：105 – 136.

限价。同时，医院的财务体制也发生了变化，由以前政府的全权包揽改成了政府给予预算补助，医院需要自负盈亏。为了能够改善自身的财务状况，医院必须增加收入。但是由于收费是固定的，医院只能通过增加利润丰厚的服务来提高他们的净收入。医院服务的价格对所提供的服务产生了扭曲性影响。医院的现代技术服务，例如，CT、核磁共振、超声波等收费都比成本价要高得多。医院有动机经常性地提供各种高科技检查，尤其是对于那些不需要自负医药费的有保险的患者。医院收费的另一个类别是药品，医院拥有加价权，西药加价15%，中药加价25%。虽然这种做法是为了弥补储存和运输成本，但仍然存在利润空间。因此，医院有明确动机过量开药。这就是为什么药品成本占到医院成本的60%，并且是医院收入的大部分来源。因此，药品价格提高的主要原因是供方。比起无保险的患者，对有保险的患者收取高得多的费用是造成医院创收的另一个动机。在这种价格制度下，医院有动机去给有保险的患者提供更多的服务。研究发现，就住院期限方面，有保险的住院患者是没有保险的住院患者的1.6倍，药品花销则达到3.5倍。医院给享受公费医疗和劳保医疗的患者提供过度服务的利益驱动，可能是造成这三个阶段医疗卫生费用激增的原因。这种增长没能得到抑制主要在于医疗供方的反应，例如，随着医院融资改革，医院的行为必然发生变化。虽然共同支付策略可以抑制患者需求，但是供方可以通过提供不必要的服务来引导需求。因此，共同支付的效果被供方行为的变化所消减。

进入20世纪90年代，市场经济被确立为改革的目标，医疗保障事业进一步被全面推向市场，医疗保障获得的财政支持进一步减少，建立分担机制，国家不再"包揽过多"。政府对医疗部门的补助仅占到其总收入的10%，从而迫使医疗部门依靠患者的支付来维持。同时，政府还制定了低于实际花销的定价政策，允许以药品和高新科技诊断服务来弥补这一差价。例如，规定门诊费仅是成本价的40%~50%，但是医生开药时可以有高于药品价格15%的权利。这种政策，致使医疗卫生花费激增，从1978

年的 110.21 亿元增至 1993 年的 1377.78 亿元❶。这种政策导致的后果是公费医疗和劳动保险制度萎缩严重。

从健康产出来看，虽然最初的市场经济改革对儿童的营养有显著的促进，但婴儿死亡率及人口寿命等其他指标没有什么变化。根据儿童基金会的报告，尽管经济迅速增长，1979 年至 1993 年以来五岁以下儿童的死亡率却并没有变化，婴儿死亡率基本维持不变，平均预期寿命变化不大。世界银行数据显示，我国 1978 年婴儿死亡率为 41.02‰，1993 年婴儿死亡率为 40.2‰。1978 年人均预期寿命为 66.5 岁，1993 年的人均预期寿命为 69.9 岁。同期虽然儿童身高有所增长，但是死亡率没有下降，原因在于经济增长与营养提高有直接关联，而婴儿死亡率及相关医疗保障问题不仅取决于收入，也和医疗保障系统的组织和融资问题有一定的关系。

改革开放以后，城乡医疗保障制度发生了巨大变化、医疗卫生体系也发生了很大转变，但健康产出却并不理想，商业化、市场化使得不同层次、不同领域的医疗卫生服务机构从协作的关系转向竞争的关系，安全网的移除导致一些群体，例如农村居民和城市下岗职工，获得医疗保障的路径趋于恶化，从而导致健康产出效果的恶化。在医疗保障领域，更多的权力转移到管理机构和医疗行业，新的一部分资源流向管理机构。改革开放后医疗保障领域所存在的诸如卫生费用激增、可及性差、个人负担比例显著上升、政府支持明显下降等一系列问题都说明理论上讲经济改革能够提高经济效益和促进经济增长，从而使得个人能够购买到更多的医疗保障服务。但是，在医疗保障领域，市场并没有能够、也不可能提高资源配置效率，市场失灵会引致健康部门的低效。政府必须重新审时度势，调整政策向人民提供完善的基本医疗保障，改善健康状况，提高卫生保健的效率和质量。

针对改革开放以后医疗保障领域凸显出来的问题，政府制定了一些纠错的政策和措施。1994 年，国务院决定以江苏镇江、江西九江为改革试

---

❶ 《中国卫生年鉴》编辑委员会. 中国卫生年鉴：1994 [M]. 北京：人民卫生出版社，1995：101 - 153.

点，探索建立社会统筹与个人账户相结合的社会医疗保险制度，由此拉开医疗改革的序幕。1994 年也是中国开始实行税制改革的一年。税制改革的目的是提高财政收入占国民收入的比重，提高中央财政收入占财政总收入的比重，从而适应中央政府对经济实行宏观调控的需要。1998 年，中国的医疗改革进入了组织实施阶段，《国务院关于建立城镇职工基本医疗保险制度的决定》在这一年颁布，要求在全国范围内建立覆盖城镇职工、社会统筹与个人账户相结合的基本医疗保险制度。此外，对医药分开、医疗机构分类管理等进行了一系列规定。2000 年，《关于城镇医药卫生体制改革的指导意见》出台。2005 年，国务院发展研究中心发布报告，报告称中国的医疗改革"从总体上讲是不成功的"。2006 年，国家启动新一轮的医疗改革。同年 10 月十六届六中全会提出"建设覆盖城乡居民的疾病卫生保健制度"目标。

根据 1998 年和 2003 年进行的国家医疗卫生服务调查显示，改革后城乡居民的医疗费用支出越来越高，而享有社会性医疗保险的人数比例越来越小。2000 年，世界卫生组织评估显示，在卫生筹资、分配公平性和总体绩效评估中，中国在 191 个成员国中位置靠后。尽管卫生经费投入增加，然而人民的健康指标并没有明显改善。而且，不同社会经济群体之间医疗保险覆盖率差别显著。农村和城市居民的健康水平差距显著扩大，20 世纪 90 年代中期，农村婴儿死亡率是城市婴儿死亡率的 2.9 倍，到 2000 年差距进一步扩大；农村和城市孕产妇死亡率也上升了不少。而且，西部地区的平均期望寿命不足 65 岁，与改革开放的前沿沿海城市相差 10 岁。经济的快速增长对于人民的整体健康指标没有明显影响，利益也没有均匀分布在社会经济群体之间。

此外，城镇居民和农民没有被全部覆盖在医疗保障范围内。虽然 1999 年中国开始推广的城镇职工基本医疗保险制度覆盖人数，从开始的 1800 万人达到 2006 年的 1.57 亿人口，但与之前的公费医疗和劳保医疗不同的是，城镇职工基本医疗保险制度不再为职工的家属提供医疗保障。而且，个体户以及失业人员和流动人口都没有被纳入制度内。所以，虽然覆盖率增长速度很快，而实际上覆盖面却很小。2006 年，城镇职工基本医疗保险覆盖率仅占城镇人口的 25%。❶ 农村的情况也不容乐观，农村合作医疗随着人民公社的解散而消失。20 世纪 90 年代初，政府提出"恢复与重建"农村合作医疗，但是由于政策上坚持"以个人投入为主，集体扶持，政府适当支持"，农民不得不负担医疗花费的大部分比例，最终导致 90% 的农民没有保险，很多家庭无法负担基本的医疗费用而导致贫困。经过 10 年的努力，2003 年农村合作医疗的覆盖率最高达到 9.5%。

2003 年暴发的"非典"疫情，大面积暴露了中国医疗卫生领域存在的缺陷，引起国家和社会史无前例对医疗卫生的关注和反思。政府越来越意识到医疗保障在改革开放后凸显出的问题的严重性，开始采取一些措施进行补救和完善。2003 年年初，开始推广致力于覆盖农民的新农合制度。新农合制度安排中体现了政府的财政支持，地方财政和中央财政都给予一定金额的资助或补助。2003 年农村合作医疗覆盖率仅为 9.5%，到 2007 年达到 82.83%。❷ 为了扩大城镇居民医疗保险的覆盖面，2007年 4 月国务院决定建立以大病统筹为主的城镇居民基本医疗保险制度试点，把没有被纳入城镇职工基本医疗保险制度范围以内的中小学生、少年儿童，以及其他非从业城镇居民纳入城镇居民基本医疗保险中。

2008 年，《关于深化医药卫生体制改革的意见（征求意见稿）》发布。2009 年，《深化医药卫生体制改革近期重点实施方案（2009—2011年）》发布，明确了新医改的总体目标是建立健全覆盖城乡居民的基本医疗卫生制度，为群众提供安全、有效、方便、价廉的医疗卫生服务。

2012 年，《深化医药卫生体制改革三年总结报告》在新一轮医疗改革推行三年之际发布。报告中指出"看病贵、看病难"的问题有所缓解，医疗改革取得了阶段性的成绩。国际上的相关组织，例如世界卫生组织、美国国际战略研究中心、摩根银行也分别发布报告，积极评价了

---

❶ 中华人民共和国国家统计局. 中国统计年鉴 [M]. 北京：中国统计出版社，2009：101 - 135.

❷ 王绍光. 大转型：1980 年代医疗中国的双向运动 [J]. 中国社会科学，2008（1）：142.

中国新医改以来所取得的进展和成果。但不可否认的是，中国新医改离既定目标还有一定距离。世界卫生组织官员舒尔德提出，医疗保障体系分为三维：人口，即覆盖人群；服务，即覆盖的服务；资金支持，即民众需要支付的数额。因此中国医改还应该在这三个方面继续努力：把没有覆盖的人群纳入医保体系中；扩展医保服务范围；降低个人医疗负担❶。

1978 年市场经济改革后国家没有建立一整套完善的医疗保险体系，把高度集中的医疗保障系统推向了市场，"分灶吃饭"的财税体制使得中央政府的统一协调能力不断弱化，地方政府能力不均，最终导致医疗保障的公平和效率双双下降。所以，减轻财政压力是主导城镇医疗卫生系统改革的思路。在城镇，职工基本医疗保险制度逐渐取代公费医疗和劳动保险制度，雇主保险转向个人医疗储蓄账户，但这只涵盖了大约一半的城市居民。在农村，当支持合作医疗的公社经济消失后，曾经一度覆盖 9 亿农民的合作医疗也随之分崩离析，最终导致 90% 的农民没有保险，很多家庭无法负担基本的医疗费用而导致贫困。1985 年的调查显示，全国继续实行合作医疗的行政村从之前的 90% 迅速降到 5%。合作医疗没有再取得成功。医疗花销中个人负担的现金支出比例从 1978 年的 20.4% 猛增到 2001 年的 60%。❷

改革开放后，市场的力量很大程度上取代了政府控制，改革无疑成功地促进经济增长，中国 GDP 年均增长率基本保持在 7% 以上。这一时期的卫生费用占 GDP 的比重持续走高，从 1978 年的 3.02% 上升到 2012 年的 5.36%。而政府卫生支出占卫生总费用的比重经历了"上升—下降—上升"的趋势，1978—1986 年占比上升，1986 年占比达到 38.7%。之后一路下滑，到 2002 年占比降到 15.7%。2003 年非典大暴发之后，政府卫生支出占卫生总费用的比重开始逐步回升，到 2012 年达到 30.0%。医疗卫生支出占 GDP 比重上升，最明显的第一个阶段出现在 1986—1992 年，占

---

❶ 2012 年 2 月，中央财经大学举办"中国公立医院：改革与评价"国际研讨会，世界卫生组织官员 Sjoerd Postman 做主题演讲"Challenges in China"。

❷ 中华人民共和国卫生部网站公布《2010 年中国卫生统计年鉴》. www. nhc. gov. cn/html-files/zwgkzt/ptjnj/year2013/index2013. html.

比从3.07%上升到4.07%。然而政府卫生支出占卫生总费用的比重却大幅下降，占比从38.7%下降到20.8%。医疗卫生支出占GDP比例上升的第二个高峰期在1996—2000年，占比从3.81%上升到4.62%。相对应的是政府卫生支出占卫生总费用的比重再次下降，占比从17%到15.5%（表3-1）。换句话说，老百姓个人负担了这些卫生支出总费用所增加的部分。政府在此期间虽然进行了城镇职工医疗保险制度和试图恢复农村合作医疗的努力，但从政府承担医疗总费用的比例上看并没有明显的改善。直到2002年，非典的暴发暴露了医疗卫生领域的短板，政府开始策划新一轮旨在重塑政府在医疗卫生领域作用的医疗改革。❶

表3-1 卫生费用表（1978—2012）

年份	合计（亿元）	卫生总费用（亿元）			卫生总费用构成（%）			卫生总费用占GDP百分比（%）
		政府卫生支出	社会卫生支出	个人卫生支出	政府卫生支出	社会卫生支出	个人卫生支出	
1978	110.21	35.44	52.25	22.52	32.2	47.4	20.4	3.02
1979	126.19	40.64	59.88	25.67	32.2	47.5	20.3	3.11
1980	143.23	51.91	60.97	30.35	36.2	42.6	21.2	3.15
1981	160.12	59.67	62.43	38.02	37.3	39.0	23.7	3.27
1982	177.53	68.99	70.11	38.43	38.9	39.5	21.6	3.33
1983	207.42	77.63	64.55	65.24	37.4	31.1	31.5	3.48
1984	242.07	89.46	73.61	79.00	37.0	30.4	32.6	3.36
1985	279.00	107.65	91.96	79.39	38.6	33.0	28.5	3.09
1986	315.90	122.23	110.35	83.32	38.7	34.9	26.4	3.07
1987	379.58	127.28	137.25	115.05	33.5	36.2	30.3	3.15
1988	488.04	145.39	189.99	152.66	29.8	38.9	31.3	3.24

❶ 中华人民共和国国家统计局. 中国统计年鉴：2013 [M]. 北京：中国统计出版，2013：107-134.

年份	合计（亿元）	卫生总费用（亿元）			卫生总费用构成（%）			卫生总费用占GDP百分比（%）
		政府卫生支出	社会卫生支出	个人卫生支出	政府卫生支出	社会卫生支出	个人卫生支出	
1989	615.50	167.83	237.84	209.83	27.3	38.6	34.1	3.62
1990	747.39	187.28	293.10	267.01	25.1	39.2	35.7	4.00
1991	893.49	204.05	354.41	335.03	22.8	39.7	37.5	4.10
1992	1096.86	228.61	431.55	436.70	20.8	39.3	39.8	4.07
1993	1377.78	272.06	524.75	580.97	19.7	38.1	42.2	3.90
1994	1761.24	342.28	644.91	774.05	19.4	36.6	43.9	3.65
1995	2155.13	387.34	767.81	999.98	18.0	35.6	46.4	3.54
1996	2709.42	461.61	875.66	1372.15	17.0	32.3	50.6	3.81
1997	3196.71	523.56	984.06	1689.09	16.4	30.8	52.8	4.05
1998	3678.72	590.06	1071.03	2017.63	16.0	29.1	54.8	4.36
1999	4047.50	640.96	1145.99	2260.55	15.8	28.3	55.9	4.51
2000	4586.63	709.52	1171.94	2705.17	15.5	25.6	59.0	4.62
2001	5025.93	800.61	1211.43	3013.89	15.9	24.1	60.0	4.58
2002	5790.03	908.51	1539.38	3342.14	15.7	26.6	57.7	4.81
2003	6584.10	1116.94	1788.50	3678.66	17.0	27.2	55.9	4.85
2004	7590.29	1293.58	2225.35	4071.35	17.0	29.3	53.6	4.75
2005	8659.91	1552.53	2586.41	4520.98	17.9	29.9	52.2	4.68
2006	9843.34	1778.86	3210.92	4853.56	18.1	32.6	49.3	4.55
2007	11573.97	2581.58	3893.72	5098.66	22.3	33.6	44.1	4.35
2008	14535.40	3593.94	5065.60	5875.86	24.7	34.9	40.4	4.63
2009	17204.81	4685.60	5948.39	6570.83	27.2	34.6	38.2	5.15
2010	19980.40	5732.50	7196.60	7051.30	28.7	36.0	35.3	4.98

年份	合计（亿元）	卫生总费用（亿元）			卫生总费用构成（%）			卫生总费用占GDP百分比（%）
		政府卫生支出	社会卫生支出	个人卫生支出	政府卫生支出	社会卫生支出	个人卫生支出	
2011	24345.91	7464.18	8416.45	8465.28	30.7	34.6	34.8	5.15
2012	27846.84	8365.98	9916.31	9564.55	30.0	35.6	34.4	5.36

资料来源：http://www.nhc.gov.cn/htmlfiles/zwgkzt/ptjnj/year2013/index2013.html

　　应该看到，在中国这样一个城乡二元结构的国家，分析城乡居民在医疗卫生费用方面的负担情况非常必要。改革开放初期，中国的首要问题是通过实行家庭联产承包责任制度来提高农业生产力和农民收入，其中每一个家庭都耕种自己的土地，并保留了所有收入。1985 年以后，推进市场化和私人投资，加快工业增长成为优先目标，有利于提高城市居民收入。中国统计年鉴（2013）显示，1980 年，城镇居民人均可支配收入是农村居民的 3.1 倍，1985 年，城镇居民人均可支配收入是农村居民的 2~3 倍，但随后开始稳步增长，1993 年底达到 3.3 倍（城镇居民可支配收入达到 1988 美元，农村地区仅有 608 美元）。

　　卫生费用方面，城市无疑分到这块饼的绝大部分。在时间序列上无论是城市卫生总费用，还是人均卫生费用都增长迅速。农村所占的比重相对要小很多，而且差距越来越大。1990—2012 年，中国卫生费用的迅速增长，实际上应该说是城市居民卫生费用的迅速增长，农村居民无论在总卫生费用份额，还是人均卫生费用上，这 20 多年中并没有明显增长（表 3-2）。

表 3-2　1990—2012 年城乡卫生费用表

年份	城市卫生费用（亿元）	农村卫生费用（亿元）	城市人均卫生费用（元）	农村人均卫生费用（元）	人均卫生费用（元）
1990	396	351.39	158.8	38.8	65.37
1991	482.6	410.89	187.6	45.1	77.14

年份	城市卫生费用（亿元）	农村卫生费用（亿元）	城市人均卫生费用（元）	农村人均卫生费用（元）	人均卫生费用（元）
1992	597.3	499.56	222	54.7	93.61
1993	760.3	617.48	268.6	67.6	116.25
1994	991.5	769.74	332.6	86.3	146.95
1995	1239.5	915.63	401.3	112.9	177.93
1996	1494.9	1214.52	467.4	150.7	221.38
1997	1771.4	1425.31	537.8	177.9	258.58
1998	1906.92	1771.8	625.9	194.6	294.86
1999	2193.12	1854.38	702	203.2	321.78
2000	2624.24	1962.39	813.7	214.7	361.88
2001	2792.95	2232.98	841.2	244.8	393.8
2002	3448.24	2341.79	987.1	259.3	450.75
2003	4150.32	2433.78	1108.9	274.7	509.5
2004	4939.21	2651.08	1261.9	301.6	583.92
2005	6305.57	2354.34	1126.4	315.8	662.3
2006	7174.73	2668.61	1248.3	361.9	748.84
2007	8968.7	2605.27	1516.3	358.1	875.96
2008	11251.9	3283.5	1861.8	455.2	1094.52
2009	13535.61	4006.31	2176.6	562	1314.26
2010	15508.62	4471.77	2315.5	666.3	1490.06
2011	18571.87	5774.04	2697.48	879.44	1806.95
2012	21065.69	6781.15	2999.28	1064.83	2076.67

资料来源：http：//www.nhc.gov.cn/htmlfiles/zwgkzt/ptjnj/year2013/index2013.html

当把城乡居民每年的人均收入、人均消费性支出、人均医疗保健支出、医疗保障支出占收入比重以及医疗保障支出占消费性支出比重再进行对比时（表3-3，表3-4）发现。城乡居民家庭人均纯收入差距较大，最好的情况是农村居民每年人均收入占到城镇居民每年人均收入的45%（1990年），2005年后稳定在30%左右。人均消费性支出与收入大致呈正比。再看人均医疗卫生支出的城乡差别，当城乡居民人均收入差距最大时，人均医疗卫生支出的差距也最大，说明农村居民在收入相对减少的同时，医疗卫生支出受到约束，相应降低，城乡落差明显。对比城乡人均医疗卫生支出占消费性支出的比重可以发现，在1990年、1995年和2009年以后，农村竟然高于城镇，也就是说，相比城镇居民，农村居民的医疗卫生支出占消费性支出比重要高，而且持续增长。结合城乡人均收入情况（表3-3），以及全国卫生费用城乡占比情况，更加发现农村居民的医疗卫生问题。

表3-3 城乡居民人均收入、消费性支出及医疗保障支出表 单位：元

年份	城镇居民家庭人均可支配收入	城镇居民人均每年医疗保障支出	城镇居民人均每年消费性支出	农村居民家庭人均纯收入	农村居民人均每年消费性支出	农村居民人均每年医疗保障支出
1990	1510.2	25.7	1278.9	686.3	584.6	19
1995	4283.0	110.1	3537.6	1577.7	1310.4	42.5
2000	6280.0	318.1	4998	2253.4	1670.1	87.6
2005	10493.0	600.9	7942.9	3254.9	2555.4	168.1
2007	13785.8	699.1	9997.5	4140.4	3223.9	210.2
2008	15780.8	786.2	11242.9	4760.6	3660.7	246.0
2009	17174.7	856.4	12264.6	5153.2	3993.5	287.5
2010	19109.4	871.8	13471.5	5919.0	4381.8	326.0
2011	21809.8	969.0	15160.9	6977.3	5221.1	436.8
2012	24564.7	1063.7	16674.3	7916.6	5908.0	513.8

资料来源：http：//www.stats.gov.cn/tjsj/ndsj/2013/indexch.htm

http：//www.nhc.gov.cn/htmlfiles/zwgkzt/ptjnj/year2013/index2013.html

"市场力量和市场机制必然导致收入差距扩大和各个阶级分化。"❶ 在具有特殊性质的医疗保障领域，毋庸置疑，市场力量和市场机制必然导致医疗保障水平的差距和阶级分化，高收入阶层的"凯迪拉克"式医疗保障和穷人的"有病不医"或"因病致贫"。"经济发展是硬道理，社会公正

---

❶ 国家长期战略研究小组. 最严重的警告——中国社会不稳定的状况调查与分析［J］. 书摘，2008（1）：8.

也是硬道理。"❶ 在当今中国，经济发展是硬道理，社会公正更是硬道理。历史经验说明，社会公正是实现长治久安的不二法宝。

表3-4 城乡居民人均年医疗保障支出占消费性支出比例 　　　　单位:%

年份	1990	1995	2000	2005	2008	2009	2010	2011	2012
城镇	2.0	3.1	6.4	7.6	7.0	7.0	6.5	6.4	6.4
农村	5.1	4.9	5.2	6.6	6.7	7.2	7.4	8.4	8.7

资料来源: http://www.nhc.gov.cn/htmlfiles/zwgkzt/ptjnj/year2013/index2013.html

2009年《中共中央 国务院关于深化医药卫生体制改革的意见》和《深化医药卫生体制改革近期重点实施方案（2009—2011年）》发布，标志着中国政府对医疗保障产品和服务走向"全面保障每一个国民享受健康权利"的道路，即在城镇，有职工医疗保险制度（政府、企业和个人承担保险费）和居民医疗保障制度❷（政府提供补贴）覆盖城镇人口；在农村建立合作医疗制度覆盖农民（政府提供补贴），截至2011年年底农民"参合率"达到97.5%;❸并在全国建立医疗救助制度,❹ 保障支付医疗费遭遇困难的人能够享受到基本医疗卫生服务。自此，政府对医疗保障制度的新一轮构建及改革逐步展开，对卫生总费用的资金投入进一步增加。在卫生总费用中，个人承担部分从2009年的38.2%下降到2010年的35.3%。政府和社会承担部分从2009年的61.8%上升到2010年的64.7%，即政府重新介入由市场主导的医疗保障市场，承担起重要的制度设计和资金补贴责任;《中华人民共和国社会保险法》也于2011年7月1日正式实施。

---

❶ 国家长期战略研究小组. 最严重的警告——中国社会不稳定的状况调查与分析 [J]. 书摘, 2008 (1): 7.

❷ 2007年7月10日颁布《国务院关于开展城镇居民基本医疗保险试点的指导意见》，确定的目标为：2007年在有条件的省份选择2至3个城市启动试点，2008年扩大试点，争取2009年试点城市达到80%以上，2010年在全国全面推开，逐步覆盖全体城镇非从业居民。

❸ 2011年中国卫生事业发展统计公报 [R/OL]. (2012 - 04 - 20) [2022 - 07 - 08]. 中华人民共和国卫生与计划生育委员会官方网站 http://www.nhc.gov.cn/mohwsbwstjxxzx/s7967/201204/54532.shtml.

❹ 2009年6月15日民政部、财政部、卫生部、人力资源和社会保障部共同制定和发布《关于进一步完善城乡医疗救助制度的意见》，决定用3年左右时间，在全国基本建立起资金来源稳定，管理运行规范，救助效果明显，能够为困难群众提供方便、快捷服务的医疗救助制度。

　　概括来看，改革开放之后，伴随中国经济体制改革的深入，城镇企业已经不再是以公有制为主体，即使是公有制企业，也不再是计划经济体制下国家统包的国营企业，而是自负盈亏的国营企业，政府已无法继续"减少国营企业利润为职工提供医疗保障"。1978 年至 1997 年，政府财政收入增长了 6.7 倍，而全国的卫生总费用却增长了 28 倍，是财政收入增速的 4 倍多。急速增长的医疗费用和财政收入的增长对比明显。全国卫生总费用增长迅速的原因很多：一般通货膨胀（例如要素价格的膨胀）可以解释一部分增长，但是最主要的是政府一方面下调了对医疗部门的补助，改变了以前计划经济时期的全权包揽，使得医疗部门赤字无法再依靠政府买单，只能依靠患者的支付来维持收入，自负盈亏；另一方面政府采取对门诊费等进行低于成本的定价政策的同时又允许医院运用药品和高新科技诊断服务来弥补成本损失。在以劳保医疗和公费医疗为主的医疗保障制度下，无论从哪一方面来讲，医疗服务提供方都有足够的利益驱动来为享受公费医疗和劳保医疗的患者提供更多更贵的服务。另外，自负盈亏的企业无力负担职工的高额医疗费用，经常在实际报销中大打折扣。所有因素造成医疗卫生总费用增长迅速，政府负担比例下降，而老百姓个人负担比例上升的局面。存在"看病贵""看病难""大病小医"，甚至"有病不医"现象，城乡差别显著，农村的状况更加严重。这与中国改革开放后经济建设所取得的成就不相称，也与计划经济时期低投入高产出所取得的医疗保障成就形成巨大反差。

　　通过分析可见，经济增长不一定转化为更好的健康和更好的医疗保障。自由市场下服务费收取制度会导致医疗费用的快速增长，低收入家庭获得医疗服务的障碍，会导致家庭贫困，加剧城乡差别。虽然政府主导的医疗改革取得了一定的成绩，但是，医疗保障服务没有完全走出商品化、市场化的模式。鉴于医疗保障的特殊性，不可能完全依靠市场来完成资源配置。只要医疗卫生服务商品化、市场化，就会出现轻预防、重治疗，轻质量、重效益的现象。一个社会不能依赖经济快速增长来为所有的人提供一个公平的医疗保障服务。一个国家不能依赖自由市场为所有的人提供一个公平的医疗保障服务。当政府促进经济增长的同时，也必须有一个适当的配套政策去促进医疗保障系统的发展。当市场在医疗保障领域失灵时，政府就应该摆正国家在医疗保障领域的位置，为实现社会公平的目标和管理市场起到一定的作用，这才是我们改革的重中之重，关键之关键。2009年中国的新一轮医疗改革结束了改革开放20年来医疗保障领域的过度商品化和市场化，政府重新开始审视自己在医疗保障领域的地位和作用，保障为全民提供基本的医疗卫生服务。

第四章　中外医疗保障比较

第一节　德国的医疗保障

德国是世界上最早建立社会医疗保险制度的国家。19 世纪，俾斯麦首创强迫保险，作为政治和社会手段，他的提案在 1883 年 5 月 31 日通过，《疾病保险法》的颁布被认为是第一个医疗保险法律，该法案于 1884 年 12 月 1 日实施。该法律主要内容是政府采取了强制保险模式，保障范围从原来的产业工人等扩大到其家庭成员，并且建立了独立于政府医疗服务系统的医疗保险基金会等自治组织，负责筹集、管理和支付医疗保险金，保障了受保人在遭受疾病时根据情况可享有现金赔付、免费就诊、药物治疗、领取病休金、丧葬费和护理费等各种权利。该法律的颁布对整个世界的医疗保险历史起到了巨大的推进作用。1892 年，该法律修订了一次，1903 年又修正了一次，1911 年，统一为帝国保险法，1924 年又有修正。其适用的范围有工业、商业、农业、海员、铁道从业员（以体力劳动者为限）、家庭仆婢、家庭内劳动者。第二次世界大战之后，1941 年开始实施《养老抚恤者法定医疗保险条例》。战后的德国医疗保险制度既不像英国的国家福利制度，也不像美国的市场化医疗保险制度，而是建立了社会医疗保险制度模式。医保基金于 1952 年重新启用自我管理模式。1969 年颁布《病假工资法》，规定蓝领工人和白领工人一样可以在生病期间继续领取雇主支付的工资，不再受到歧视。20 世纪 70 年代之后德国的医疗保险相关法律更加完善，1972 年颁布《医院筹资法》，1973 年通过《联邦护理费规定》，

1974 年又有《康复适应法》。1989 年，《健康改革法》规定了保险机构和投保人双方的权利义务，医疗保险的法律保障更加完善。

德国的医疗保障制度建立在法定医疗保险基础之上，其制度的满意度、筹资公平性以及目标实现等指标都位于世界前列，但是德国的人均医疗支出过高，加上人口老龄化，医疗保险支出负担过重，赤字严重。从 20 世纪90 年代开始，一系列的改革措施开始实施。1988 年 12 月 20 日颁布，1989 年 1 月 1 日实施的《医疗保健体系结构性改革法》对当年的保险费用节约产生了重要的影响，不仅在法定医疗保险体系的历史上第一次遏制了医疗保险基金支出的增长，而且支出水平也降低到历史最低点。但是，该法案并没有实现把卫生保健改革的财政负担均等地分配给服务提供者和保险成员这个初衷❶。之后，1992 年通过《卫生保健改革法》，旨在能够通过制定明确可行的成本控制措施，在医疗保险机构之间和医院之间引入竞争机制，从而达到提高整个医疗保险体系效率的目的。该法案实施以后，医疗保险基金获得盈余，费用得到有效遏制，同时，缴款率水平稳定并趋于下降，然而，所有医疗保险基金还远未达到消减缴款率。

进入 21 世纪，德国医疗保险制度改革更多地关注医保体系结构调整和参与者职能规范等方面。2000 年以后，先后颁布了《指导价格调整法案》《药品支出预算恢复法案》《法定医疗保险机构风险补偿结构改革法》《医保费率稳定法案》等数十部法律法规。2003 年，《法定医疗保险现代化法》颁布，于次年实施。为了有效发挥医保服务机构自身管理的作用，与政府共同应对医保费用的赤字问题，依据该法案达成了《自我约束医保开支的目标责任协议》，取消了关于国家财政对部分药品实施货币补贴的规定，扩大并提高了被保险人自费医疗费用的范围和比例。2007 年，德国进行医疗卫生体制改革，旨在继续改善医疗保险体系成本控制的能力，加强融资能力，加强保险机构之间的竞争，主要内容是建立医疗卫生基金、建立财政风险平衡机制、逐步取消医保机构补贴、筹备成立国家性质的法定

---

❶ 和春雷，宋泓，柴瑜等. 当代德国社会保障制度［M］. 北京：法律出版社，2001：124–130.

医疗保险机构联合会、改革医师酬金模式等。

第二节　英国的医疗保障

19 世纪中叶，为了促进国民的身体健康并改善卫生状况，英国政府制定了《健康法》。19 世纪 70 年代以后，政府加强健康立法。例如，1871年专门成立地方政府事务部，负责公共健康和济贫法的管理。次年颁布《公共健康法》，该法把全国按照健康区进行划分，每个区设立一个卫生局，局内设立一名医疗官和一名卫生检察官，从而建立起一套从中央到地方的卫生与健康机构。1875 年，政府修订《健康法》，规定赋予地方政府为实施该法而征税的权利，授权地方政府依靠财政收入建立医院，为地方政府增进公共健康提供了财政基础。

19 世纪末之前的英国主要依靠济贫法为国民提供医疗保障，其中包括健康救济和医疗服务。就医疗服务而言，主要是通过济贫医院对收入低微无法支付医院高额费用的贫民提供医疗服务。1908 年《养老金法》获得议会通过，1911 年 12 月 16 日，《健康保险法》获得通过，英国正式建立起国民健康保险制度。法令规定：保险经费来源有三种：一是保险人或劳方；二是雇主或资方；三是政府津贴。保险利益可分疾病利益（包括伤害在内）、生产利益及死亡利益三种。又可分为法定和额外两种。法定即由法律规定，不能变更。额外利益应视经费情形而定，如果经费有余，由保险会社扩充利益范围。又可分为金钱利益及种类利益两种，种类利益分为实物或实际医药服务。疾病利益，一般来说指致不能工作的疾病。疾病利益包括金钱利益和种类利益。金钱利益约为基本工资的 80% ~ 100%，男工是每星期十五先令，女工是十二先令。有最长时间限制，一般以 26 个星期为限。病愈以后 12 个月以内再犯的以同病处理。如果疾病超过 26 个星期，继续享受疾病利益，但是金额减少，没有时间限制，直到 65 岁为止，可与养老金衔接。种类利益，为医药服务，包括医师的诊疗、普通药品及特别内外科应用药械、医院疗养院检验设备和专科医师的服务，这些医药利益都是免费供给。生产利益，也分为金钱利益和种类利益两种。如果丈夫是保险人，妻子生产时有两英镑的生产利益，如果夫妻都参险，可多得两英镑。

1948 年 7 月 5 日，《国民保健事业法案》经过长期讨论以后获得通过，主要包括以下几点：从 1948 年 7 月 5 日起，英国人民不论男女老幼，不分贫富阶级，不问职业、住所或其他条件，无论有何疾病，均可享受免费治疗的待遇；任何人从公医制度登记的医生中自由选择其个人医生或家庭医生，反过来医生也有选择患者的自由，政府不加干涉，医生有参不参加公医制度的自由；医生处方中所开具的药品由公家的药房或药剂师免费配给，在治疗上所需的眼镜、假牙、听觉器及其他器械都可免费试用。上门看护、接生者、病车接送也在免费之列。如需住院看护，只要医生指定就可免费供应，继续需要时不限时日。不过住单独病房非医治必要时需要自行承担费用；新制度开始实施以后，全国所有公私医院都要受卫生部管辖，除少数例外都须改归国立，私人医院由私商团体主办者，其捐款用途亦受政府的监督，在全国各城市将由地方政府设立保健中心（health centre），每一个中心都有诊疗所，内有家庭医生、专家、看护与 X 光机及其他应有设备；人民如有医学上的问题须找医学专家或医学机构，包括牙医师和精神病专家等，均可自由请教，有时也可邀请到私人家庭来；参加公医制度的医生，报酬由国家支付，每年基本标准约 1200 美元，此外按其接诊患者人数另给酬金，标准为每个患者 3.3 美元，若每年医治 2500 人，可得报酬为 8700 多美元。若把全部时间致力于公医治疗，则可医治 4000 人而净得报酬 13300 多美元；英国医生退休之时，可将其多年所治患者当作一种生意价值而让售于其他医生。在新制度下，政府不许再有这种买卖行为，但政府愿出钱补助这笔损失；政府为防止"庸医害人"，在新制度中规定排除不合格的医生。如被排除者不服，可向卫生部所设立的义务裁判所申诉，但不得诉诸普通法庭。这个法案公布以后，平民方面的雀跃庆幸是可见的，因为在这种制度下可以不出钱而享受一切医病的权利，从此生病可以无忧，相比国民保险制度下人民尚需尽一部分义务者受惠更多，医生方面因为在新制度下将丧失自由并减少收入，共有 56000 人表示反对，不列颠医师公会准备了十万镑的基金准备与新制度抗争。他们最大的理由是专任的医师制度会把医生变为公务员，但是法案已经获得国会通过。为使人民普遍接受，只有政府立场坚定，热忱的医生愿意加入服务者的数量不少，据政府估计只需全国医生的1/3，新制度即可推行无忧。即便如此，卫生部与医师协会还是进行了谈判，结果是医师与新制度进行合作。国民保健法的实施经费是1.95亿英镑，其中72%由国库支付，4%由地方税支出，其余的由国民保险基金中支出，这在财政上是一笔很大的支出，时任财政大臣克里普利爵士（Sir Stafford Cripps）于4月中提出新预算时已列入增加的支出项下❶。

　　经历了历史的演变，当今英国的医疗保障制度主要包括国家卫生服务制度、社会医疗救助制度和私人医疗保险三个方面。第一，国家卫生服务制度作为主体，由中央政府实施计划管理，具体负责实施的则是十四个大区下属的区域管理机构。国家卫生服务制度的费用占全国卫生保健费用的90%以上，其资金主要来自国家税收以及国家社会保险基金。国家卫生服务的花费中有约60%用于医院和社区医疗机构，25%则用于包括全科医师服务以及全科医师药品处方、眼科以及牙科的家庭卫生服务，其他的费用为管理费用。国家卫生服务体系中拥有占据主导地位的公立医院、大量的医护工作者，以及其他以月薪制受雇于国家卫生服务或与之有合同关系的工作人员。英国居民基本免费享有国家卫生服务制度所提供的各种医疗服务。第二，社会医疗救助制度，是对人群进行的具有救助性质的一种政策。主要为老人提供家庭护理以及上门保健服务，为精神病患者和儿童提供优先服务等。第三，私人医疗保险，主要提供在国家卫生服务制度框架下需要长期候诊的可选择项目，保险费一般由雇主支付。

---

❶ 夏炎德. 到社会安全民族健康之路：论英国"国民保险法"与"国民保健法"之实施 [J]. 世纪评论, 1948 (4)：3 – 7.

第三节　法国的医疗保障

法国在 1928 年颁布了社会保险的法案，涵盖雇员的疾病、生育、死亡、残疾和养老保险。1930 年对该法案进行了行政方面的简化，并开始对被保险人进行医疗费用补贴，其中特别包括了和社会保险组织签约医生所做的治疗。另外，规定工资收入低于限值时必须参加保险，收入超过这个限值的雇员可以自愿参加社会保险制度。总之，彼时法国的社会保险不做风险类别区分，也就是一个保险费保障若干类风险。而且，社会保险制度历来都不会覆盖全部费用责任。法国的医疗保险体系开始于 1945 年"社会保障计划"的通过，该计划对由国家主导建立且实施严密的社会保障制度对抗社会风险进行了尝试。法令提倡每个行政区域有独立的基金管理机构对所涉及的风险进行整体管理，这些风险包括生育、残疾、老年、死亡、事故和职业病。考虑到法国人关于劳动者和医疗体系的心理感受，并没有对全体国民实行免费的医疗服务，允许自由的医疗组织继续存在。社会保障组织的干预只是在保障医疗条件不变的情况下覆盖所产生的医疗费用，1948 年国家人权宣言则将医疗保险提升到较高的地位。法国医疗保险体系的基本原则为：第一，每位合法固定居住在法国的社会成员，包括外国人，都有权利享受社会保障，并且按照其劳动收入缴纳社会保险费，然后依据其健康状况获得保险金赔付。第二，社会统一性，即国家制定全国统一的社会保险政策标准，统一征收、赔付和服务。第三，社会统筹性，即利用专门的社会保险系统实行社会统筹同济，提供获得医疗服务的保障。第四，保险的广泛性，基于公共服务的社会公平原则，推行全民保险，没有收入没有缴费的弱势人口也享受免费医疗。

法国的医疗保险体制采取政府决策、民间运作、垂直管理的模式。医疗保险决策由中央政府提交议会批准，通过后颁布法令实施。中央和地方医疗保险机构作为政府的受托人，按照与政府签订的协议具体实施政策规定，经办社会保险业务。法国的医疗保障制度主要包括法定医疗保险、互助医疗保险和私人医疗保险。法定医疗保险是国家的主体医疗保障制度，覆盖全国99.8%的人口。法定医疗保险由全国健康保险基金会、农民和农业工人基金会、自雇人员基金会负责运营和管理。其中全国健康保险基金会占比81%，包括工商业雇主及其雇员、领取养老金的退休人员、政府雇员以及上述人员所供养的家属；农民和农业工人基金会占比9%；自雇人员基金会占比6%。法定医疗保险由雇主和雇员按照工资比例共同进行缴纳。因为法定医疗保险基金只能支付规定范围内一定额度的医疗服务费用，个人必须承担一定的医疗费用，只有极少数人群可以免除个人自付费用，比如享受战争养老金的人群、部分慢性病患者、孕妇等需要特殊或昂贵的治疗项目。此外，法国医疗保险体系还专门对30种严重疾病实行国家承保的全免费治疗服务，包括艾滋病、帕金森氏综合征、心血管疾病、心脏病、部分恶性肿瘤等。按照这一规定，即便身无分文，一旦患上上述疾病，也可以在任意一家公立医院享受免费的医疗服务。除了全民医保外，法国医疗保险的另外一个特点是，境外就医保险依然有效。根据法国卫生部文件，法国社会保险在包括美国、英国、德国等很多国家都适用。也就是说，如果在法国以外的国家看病，只要保存好当地的看病发票，就可以在回国后找到具有翻译资质的公司翻译票据，而后拿着发票和翻译文件去报销。

由于法国医疗保险的高报销比例和高覆盖率，法国的医疗保障体制成为民众满意度最高的医疗制度之一。法国这种全民医保的福利固然显而易见，但也正因为此，法国财政背上了沉重的包袱。根据法国相关机构综合统计的数据显示，法国医疗服务支出占整个社会福利开支的34.6%，是仅次于养老保险的第二大开支项目。根据法国当地一家调查机构的数据，法国每年人均就医14.8次，每年就医住院治疗有1300余万人，相当于法国总人口数的近20%，而且法国社会的人口老龄化现象加剧，未来就医规模和花费预计还会更大。因此，法国医疗费用支出的增长率每年达到近10%。

法国每年用于医疗健康的开支占国内生产总值的11.1%左右，位列美国和瑞士之后排在第三位，引发高额医疗财政赤字，分析认为，高额赤字一方面来源于体制内的浪费，一方面来源于患者频繁更换医生，许多患者像逛商场一样挑选医生，同一个病会跑好几家诊所诊断，直到医生开出他们想要的诊断才罢休；还有一个原因则是过度使用处方药。由于报销近乎免费，一些医生倾向于给患者开价格更贵、剂量更多的药，往往造成患者药品剩余和浪费。在这种背景下，如何进行医疗保健制度的改革和完善成为法国政府面临的难题。2004 年，法国开始实施杜斯特－布拉奇改革，主要通过设立个人医疗档案和医疗程序来加强医疗服务行为的协调性，并推广质量控制，建立管理项目，增强国家医疗保险管理中心的职能以及政府作用，实施 1 欧元的自付固定诊疗费用、每盒药加收 0.5 欧元和对投保人进行宣传导向等措施，改革效果显著。医疗保险建立的基础是每个人拥有平等的权利接受健康护理和治疗，杜斯特－布拉奇改革规定社会医疗保险中的自理部分应该根据个人的收入水平而定，从而确保该部分在最大限度上的不公平性[1]。

第四节　美国的医疗保障

美国是联邦制国家，从纵向结构可以将政府体制分为三个层级，各级之间不存在上下级隶属关系。美国实行三权分立制度，国家的立法、行政、司法独立行使并相互制衡。20 世纪，政府行为在各方面都有所扩张，政府已经从一个守夜人的角色变成了福利社会混合经济的中心机构，政府作为公共产品提供者的合法性得以公认。健康不是特权，而是人人应该享有的权利。政府，尤其是联邦政府，应该负起职责，提供基本医疗保障，保护国民健康。政府医疗保障项目主要包括以下内容：医疗救助制度、医

---

[1]　白澎，叶正欣，王硕. 法国社会保障制度 [M]. 上海：上海人民出版社，2012：102－110.

疗照顾项目和平价医疗法案。从整个社会经济部门考察，医疗费用委员会❶1932 年的报告指出：医疗费用支出占 GNP 的比例为 4%，这个规模的支出不是太多，而是太少了。但在现金支付体系下，部分个人或家庭难以支付所需要的医疗服务，唯一的选择是购买医疗保险。在接下来的 20 年里，医疗保障筹资的渠道发生了根本改变，医疗保险迅速取代了现金支付，成为标准的医疗保障筹资方式。

美国在医疗卫生支出方面的花费巨大，2010 年达到 26040 亿美元，占GDP 的 17.4%。这一数字不仅是历史上的极大增长，而且高于其他工业化国家在医疗卫生上的支出。然而，作为最发达的工业化国家，美国却是唯一没有实现全民医疗保险的国家。

大萧条前夕，当医疗费用委员会 1932 年报告建议建立全民医疗保险时，这个报告一经公布立即遭到美国医师协会的谴责和反对，从而也迫使罗斯福把医疗保险从 1935 年社会保障法案中去除。"二战"期间，民主党人推出第一个全民强制医疗保险法案，但是由于美国医师协会一直以来的反对而没有获得立法成功。1948 年，杜鲁门在竞选中力推全民医疗保险立法，在杜鲁门竞选成功后，美国医师协会结集大量行业内外人士发起反对全民医疗保险法案的活动。1965 年，医疗照顾法案和医疗救助法案获得通过，使得老年人和贫穷人口的医疗可及性得到满足。当时美国医师协会仍然极力反对政府对医疗服务的介入，但因为约翰逊政府时期民主党以压倒性的胜利占据了参议院和众议院的多数席位，法案才得以顺利通过。虽然1965 年以后又陆续通过了一些法案，但大多数法案不是把重点放在扩大覆盖面上。尤其是 20 世纪的七八十年代，主要是对成本的控制。政府所采取的一系列遏制医疗成本的监管措施受到来自医生、保险公司等利益集团的反对，总体实施效果并不理想。1991 年，美国医师协会虽然也意识到可及性的重要性，撰文聚焦未被保险覆盖的人群和保险不全面的人群。他们面对克林顿政府提出的健康照顾法案，担心既得利益受损，再次发起攻击，

---

❶ 1927 年，医生、健康经济学家和公共卫生专家聚集到一起成立了医疗费用委员会（CC-MC）。1932 年，该委员会已经出版了 28 卷报告，其中包括总结报告——《美国人民的医疗保障》（CCMC 1932）。

宣称中产阶级将需要支付更多的费用而获得更少的服务，成功地说服了很多中产阶级人士去反对这项计划，最终克林顿的全民医疗保险改革再次以失败告终。

从 1912 年西奥多·罗斯福提出建立全国性的医疗保险制度到大萧条前期，全民医疗保险运动将近取得成功。随着大萧条的冲击，许多领域，其中包括医疗保障领域，被列入旨在为满足社会需求提供更有效的项目中，全民医疗保险为更多人所接受。由于当时政治和经济条件限制，全民医疗保险没有纳入 1935 年的社会保障法案中。但是，在之后的 30 年间，罗斯福、杜鲁门、艾森豪威尔历届总统都有旨在推行全民医疗保险的努力。1965 年，约翰逊以压倒性胜利继任总统，签署通过医疗照顾法案和医疗救助法案，联邦政府成为医疗保障的直接支付人，联邦政府的作用达到了更高的高度。这也是距离实现全民医疗保险最近的一次具有历史意义的立法。从 20 世纪 60 年代末开始，医疗费用激增。20 世纪 70 年代的医疗保障措施都与控制成本相关，政府实行了一系列旨在控制费用增长的监管措施，这也是政府调控的剧烈扩张时期。在这一时期，尼克松和卡特都推出各自的以全民医疗保险为目标的强制保险方案。70 年代末期，健康领域的未来方向看起来很明确，那就是已经确定政府，尤其是联邦政府应该组织协调大型健康保障项目。然而到了 20 世纪 80 年代初这种方向却不再明朗。从 1980 年里根继任总统到 1993 年克林顿上任之前，全民医疗保险在政府主导的医疗保障领域消失了 12 年。1993 年克林顿担任总统以后，立即着手进行改革，推出健康照顾医疗法案。虽然改革失败，但实际上国会还是接受了克林顿管理式竞争的公共保险项目理念，推出 1997 年平衡预算法案。小布什 2001 年继任总统，2003 年支持国会通过了医疗保险现代化法案，把处方药保险加入到医疗照顾项目中，实现了 1965 年以来对医疗照顾项目的第一次重要扩张。此外，该法案还为健康储蓄账户和高额免赔额的人群提供更广的税收补贴项目。2009 年奥巴马当选美国总统，2010 年 3 月份即迎来了美国一百年医疗保障历史中最重要的旨在实现全民医疗保险的法案——平价医疗法案。虽然特朗普上任以后废除了该法案，但是拜登上台之后一直致力于恢复奥巴马法案。

第五节　中外医疗保障比较

　　每个国家医疗保障制度的形成无疑都与其历史根源、文化传统、政治制度、经济制度等各种因素休戚相关，是在各种因素相互交织、相互作用和相互影响下逐渐形成的。每个国家的医疗保障制度在每个历史时期中也必然会发生变革。通过对各国的医疗保障进行简要回溯和分析，我们可以发现，各国的医疗保障模式都有其各自特点，差异显著，层次多样，政府的角色也各不相同，作用差别很大。国际卫生组织曾把各国的医疗保障制度归纳为四种模式：国家医疗保险模式、社会医疗保险模式、市场医疗保险模式和其他医疗保险模式。在这四种医疗保险模式中，政府的参与度不同。国家医疗保险模式由政府主办，所以政府的参与度最高；社会医疗保险模式，由政府引导，社会主办；市场医疗保险模式，由政府监管市场运行；其他医疗保险模式，由政府鼓励个人自保❶。但是，尽管各个国家的医疗保障存在巨大差异，这并非代表它们之间没有可比性，更不代表这种比较毫无借鉴意义。

　　早在民国时期，很多学者就已经意识到这种差异，积极介绍国外医疗保障情况，肯定医疗保险的意义，界定医疗保险的范围，推荐医疗保险的方式，为中国引入医疗保险而呼吁呐喊。"凡劳工之因工作为伤害身体或遭疾病与死亡等灾变者，均归健康保险之范围：如一切机器之危险，化学药品之中毒，工厂建筑之不固，厂内空气光线不足等所受之影响，工厂失火而遇灾患，操作过劳而致命，搬运失慎而受伤，以及行业职工因触礁而溺毙，矿工遇窑崩坍压死，工厂发生时疫受感染等等，与女工生产，皆属于健康保险之范围。"❷ "疾病保险之主要意义，是为患者谋恢复健康起见，并使其在疾病期中得有安心之调养。故于疾病保险制度中，须有医药之扶

---

❶　乌日图. 医疗保障制度国际比较［M］. 北京：化学工业出版社，2003：5 – 91.
❷　牟鸿彝. 工作人员的健康保险［J］. 康健杂志，1933（4）：39 – 41.

助，医师之诊治，及予以相当之安慰，方称为完备之制度，欧洲各国中，亦有采纳。只有女工在生产期内，亦有同样之养息费，得以维持其生产期内生活及婴儿健康。在实行强迫保险制的 23 个国家中，已有 14 国设立专产医院扶助此等女工。"●

中国社会情况与欧美各国完全不同。当时的中国因工业化程度太低，工厂不多，规模又很小，"工厂兼商店，雇主兼劳工"的现象非常普遍。工商不分，劳资不分。因为中国工业化的程度不够，所以工业上的伤害与疾病并不如欧美国家严重。而且，因为当时欧美各国的生活水平较高，疾病的主要根源，比如营养、饮水卫生设备，还有劳动者使用的工具等都比当时的中国完好，所以人民的健康水准较高。另外，当时中国医药科学不发达，且医院设备少且简陋，各种传染性的疾病特别多，一般人民也特别容易致疾死亡。欧美各国采用健康保险成效卓著，期望我国政府及劳动运动界极力提倡，并希望劳工从速组织，以期早日实现，则我国劳工之生命庶岁得以保障也。从英国采纳 Beveridge 计划逐步实行其社会安定制度，加拿大、澳大利亚、新西兰等国效仿，南非自治政府也着手进行，印度也根据社会情形制定印度工人保险计划。美国很多社会安定学者也在高呼要一个 Beveridge 计划，"中国也需要一个 Beveridge 计划"●。"……所以健康保险对于中国有很大的关系：1. 保障中国人的生命与健康；2. 保障中国社会的健康；3. 可以增进中国社会的幸福。为了有这三种利益，健康保险是必需的，一个完备的健康保险制度是一日也不可缓的。"● 对中国的社会保险实施步骤、保险方式以及前景进行细致规划和建议●，"组织健康保障会或保健社之类，取最经济合理的会费，征求民众加入。据德国 1906 年的调查，有疾病互济组合 23500 组，组员 1180,0000 人，占全人口的 20%。英国的此种组员，则占人口的 33%，法国 9%……我国宗族观念很深，如果由

———————————

● 国际劳工局. 工业革命后之劳工疾病强迫保险制 [J]. 黄汉伟，译. 新建设（广州），1929（6）：69 – 74.

● 朱元龙. 社会保险在中国的实施问题 [J]. 社会工作通讯，1947（9）：8 – 12.

● 陈定阁. 健康保险论：中国社会卫生问题之四 [J]. 医事公论，1936（12）：4 – 7.

● 郭雨东. 我国的社会保险问题（未完）[J]. 保险月刊，1941（2/3/4）：30 – 31.

族长或年高望重者在族内发起这种健康保险的组织，即使有少数人反对，终究会成功。如果以这种固有的互助精神来提倡健康保险，那么短时间内一定可以赶上德英诸国。"❶ 至于保险方式，必须将自助的疾病保险制改为强迫的保险制。政府以强迫保险为天职，来为人民谋利益。放眼当时的世界，1883 年德国、1888—1891 年奥匈，采取强迫医疗保险制度，20 世纪开始卢森堡、挪威、塞尔维亚、英国、罗马尼亚、俄国先后采取强迫劳动保险制。大战期间一度停顿，《巴黎和约》签订后又继续进行，欧洲各国力求改进。捷克斯洛伐克、波兰、澳大利亚、塞尔维亚、克罗地亚和斯洛文尼亚都陆续实行工人强迫医疗保险制度。保加利亚、葡萄牙、希腊也相继采用此制度。苏俄则废止公共协助制，1918 年实行强迫制度，并于新经济政策告成时将此项制度列入劳工法内。法国经历四年的调查讨论及争执，也开始设立一种大规模的疾病残废、老年死亡强迫保险。日本和智利也于 1922 年和 1924 年实行强迫制度，澳洲及南非洲各政府均派有专员研究强制社会保险制度，巴西则已将强迫疾病保险一项列入劳工法内。经过 40 年的试验，在世界各国，强迫原则已告胜利。而强迫疾病保险，在各国社会立法中都占有极重要的地位。最开始采纳疾病保险制是面向矿业及船业工人，自工业革命兴起，各种工业劳动者都开始采纳。后来有 11 国对农业工人采纳强迫疾病保险，其他如手工业及雇用人等比较罕见，其原因不外于在工作上之危险有轻重之别❷。另有学者论述："劳工保险者，乃强迫其保险，欧美实行对于月得若干抽其比例以为保险费；则经年累月，积少成多，而且不知不觉中培养其储蓄之心。工人既可以节省费用缴纳保险，一旦失业或有疾病伤害衰老罢工等不测之事发生，亦有此保险可以依赖。"❸ 人民健康是国家民族宝贵的财产，所以保健事业，理应是国家和社会的责任，应该是国家公共的职能。世界文明国家都有公共卫生行政，医师服务是卫生行政的一部分，同样应该由国家免费办理，所谓取之于民用之于民。

❶ 赵春弟. 实施卫生教育提倡健康保险 [J]. 申报月刊，1943，复刊 1（10）：111-113.
❷ 国际劳工局. 工业革命后之劳工疾病强迫保险制 [J]. 新建设，1929（6）：69-74.
❸ 钟光国. 论劳工保险之必要 [J]. 商学月刊，1925（38）：16-17.

　　因此，"健康保险在中国特别迫切需要，中国应该先办理健康保险才对"❶。随着中国工业化的加深，农业人口的比重逐渐降低。西方工业国家所发生的问题也将是未来中国工业社会所面临的。所以，医疗保险对于当时的中国来说是未雨绸缪。时至今日，我国已经跃居成为世界第二大经济体，医疗保障是民生保障的重要内容，全面建立中国特色医疗保障制度是医改的方向所在。

---

　　❶　朱元龙. 社会保险在中国的实施问题［J］. 社会工作通讯，1947（9）：8－12.

第五章 结 语

　　通过对民国时期医疗保障历史的分析可以看到，这一时期的医疗保障呈现三大特点：一是医疗保障意识与思想发生了变化，从传统的国家施予救济及宗族内救助观念逐渐向以国家责任为导向的现代全面医疗保障模式转变。二是出现了国家对医疗保障立法和实践相悖的现象。医疗保障法律法规在现实中并没有得到充分执行，民众的健康状况并没有得到改善。三是国家财力微薄，无法履行对医疗保障法规的承诺。无论是依靠借债为主要财政收入、军费债务费占财政支出超过70%的北洋政府，还是财政入不敷出、常年赤字、军费债务费占财政支出80%的南京国民政府，都不可能对制度贯彻实施，诸多的法律文件形同虚设，只能是一纸空文。一个入不敷出、整日为战争所困的政府不可能去充分执行那些关于民生的条例法规。

　　通过对1921—1949年中国的医疗保障历史以及1949—2012年中国共产党领导下的新中国两个阶段的医疗保障历史的分析发现，中国共产党领导下的医疗保障历史呈现三大特点：一是1921—1949年的医疗保障历史与1949—1978年计划经济时期的医疗保障历史具有明显的承接关系。1921—1949年的医疗保障法律法规（如《东北条例》）为新中国成立后计划经济时期医疗保障法规的建设奠定了坚实的立法基础。此外，1921—1949年的在革命根据地不同时期的医疗保障实践（尤其是群众路线）为新中国成立后计划经济时期医疗保障制度的制定提供了实践依据。二是医疗保障与国家的经济体制和政治目标密切相关。计划经济时期，政府决策权高度集中，政府动员能力强，但此时期的经济发展水平较低，财政能力较弱。政府强调政治责任，而不是经济效益。因此，虽然当时国力不强，但医疗保障取得了覆盖城乡居民面广、效率较高的成绩，与当时高度集中的经济体制和政府的治国理念及追求社会公正的政治责任感密切相关。改革开放后，经济体制改革围绕以经济建设为中心，政府工作重心转到经济增长上。医疗保障放手给市场以后，涌现出看病难、看病贵等各种各样的弊端。虽然期间经历了医疗改革的尝试（2009年以前），但总体上没有得到大多数国民的认可。究其原因在于改革仍然沿袭医疗卫生市场化、商品化的模式，没有真正触及关键的问题：政府主导作用的回归。三是医疗保障与政府的财政能力有关，但并不是因果关系。计划经济时期，政府财政收入虽然有限，但是政府卫生支出（公费医疗加劳动保险）占卫生总费用80%以上，患者自付部分低于20%。计划经济时期的医疗保障所取得的成就为世界瞩目。改革开放以后，政府财政收入总额较计划经济时期有较大增长，政府卫生支出占卫生总费用的比例却持续走低，甚至在税制改革后仍然呈下降趋势，一直到2006年以后才有所回升。因此，在此期间医疗费用激增的部分只能由个人负担，这必然导致医疗保障状况的恶化。

无论是在1912—1949年民国政府出台的法规条例，中国共产党所颁布的法规条例以及革命根据地的实践，还是1949年以后新中国政府所制定的法律法规以及医疗保障实践，相当多是关于改进公共卫生、进行公共防疫的立法和实践。1978年改革开放以后，各种医疗保障法规政策和实践则主要是关于改进医疗保险的内容。究其原因是在1912—1949年，全国经济发展水平极低，战争频仍，民众的生存需要难以满足，卫生环境恶劣，疫病流行。而卫生与医疗密不可分，甚至是因果关系，国民难以享受到医疗保障。虽然在1949年以后卫生状况有所改善，但是卫生以及防疫仍然是影响人们健康的主要因素。这也是1949—1978年计划经济时期中国建立起来的公共卫生体制的最大功绩。中国在1978年改革开放以后，大量公共卫生机构变成了医疗机构，扩大了医疗服务范围、提高了医疗服务质量，被认为是改进人民健康的主要方式。

民国时期，医疗保险主要是为了保障工人体能的恢复，为社会化大生产提供健康的劳动力，并减少疾病给劳动者所带来的收入损失。不同的是推动医疗保险建立的原动力不同，民国政府虽然也有保障民生的初衷，但更大的原因是迫于来自工人运动的压力。新中国成立以后，计划经济时期，医疗保险采取的是政府主导的在农村实行合作医疗、在城镇实行公费医疗和劳保医疗相结合的模式，公费医疗和劳保医疗实质上是一种强制性的雇主责任制度，而且都有考虑到职工家属的医疗费用。其中，公费医疗对职工家属实行单位互助或补助，劳保医疗对职工家属实行半费保障，企业支付的医疗费就来源于职工的福利经费。主要是为了分散个人患病时医疗费用所带来的经济风险。改革开放以后，医疗保险主要是作为医疗保障扩大覆盖面的措施。面对1978年经济体制改革后医疗保险覆盖率急剧下降的情况，通过推行和完善城镇职工基本医疗保险制度、城镇居民基本医疗保险制度和新农合来扩大医疗保险覆盖面，覆盖的范围更广。

1978年改革开放后，市场的力量很大程度上取代了政府控制。尤其是20世纪90年代以后，随着国家经济体制改革大环境的变化，医疗保障领域出现了极端市场化和商品化，医疗卫生费用增长迅速。医疗费用增长所造成的突出问题则是国民个人医疗卫生支出负担沉重。改革开放以后，中国的个人医疗支出占医疗总费用的比例迅速攀升，从低值20%上升到高值60%。截至2009年，有10年个人医疗支出占医疗总费用的负担比例超过50%。

计划经济时期，由公费医疗、劳保医疗和合作医疗构成的医疗保障体制几乎覆盖了全国人口。1978年改革开放后，一方面城镇人口的医疗保障覆盖面越来越窄，另一方面农村居民几乎全部失去了医疗保障。当时中国医疗保障覆盖率低的原因主要是经济体制改革大环境下社会转型导致的。中国所走的路径先是由政府主导的医疗保障覆盖面广，随后走向市场主导的覆盖面窄；2009年新医改后再次走向政府主导的覆盖全部国民，即医疗保障覆盖率的变化是一条马鞍形路线——先高，再低，后又高。政府在对待医疗保障这个准公共产品的认识经历了曲折的过程。

可见，民国政府主要因为财政能力的薄弱而导致医疗保障法规与实践严重相悖，中国共产党成立之初由于财力微弱也只能依靠走群众路线来为人民提供医疗保障，这都说明了医疗保障的提供需要坚实的物质基础，其水平的高低、覆盖范围的大小要与当时的经济发展水平相匹配，并与政府的强大财力支持密切相关。政府财力是提供良好医疗保障的必要条件，但是，即使拥有雄厚的经济基础和规模巨大的财政收入也不一定能提供良好的医疗保障。计划经济时期，政府虽然财力微薄，但是政府却负担了医疗卫生总费用的大部分，个人只需要负担20%。改革开放以后，政府虽然财力变得雄厚，但对医疗卫生总费用的负担比例却持续走低，在1978—2009年期间有14年政府的负担比例在20%以下。相对而言，个人负担却持续走高，有10年个人负担比例超过50%。直到2009年之后，政府再次承担起建立和谐社会的重担，国务院印发了《深化医药卫生体制改革近期重点实施方案（2009—2011年）》，全民医疗保障的目标才逐步得以实现。因此，只有政府在明确其责任，并拥有足够财力的前提下，始终认清医疗保障对社会福利提高的重要作用，才能把医疗保障作为准公共产品提供给国民。

中国医疗保障所走的道路从计划经济时期的政府主导模式到改革开放后尤其是20世纪90年代后的市场倾向性模式，回归到2009年新医改后的政府主导模式。2009年中国实施新一轮的医疗卫生改革的最基本原则就是重塑政府在医疗卫生领域，尤其是公共产品提供方面的作用，结束了中国前20年倾向市场主导的做法。另外，强调"基本"的医疗保障才是政府应该提供给全体公民的准公共产品，高层次的医疗保险待遇则应该交给市场。

中国相对于西方国家而言，在医疗保障改革中具有制度上的优势，20世纪90年代以后中国的医疗改革虽然并没有取得根本性的突破，但是在改革的推行过程中所受到的阻力并没有西方国家那么大。因此，中国的医疗改革需要政府具有足够的勇气和决心。而在西方国家政府推行医疗改革的进程要缓慢得多，政党之间、政府与国会之间、政党与利益集团之间、国会与利益集团之间等各方混战。因此说，中国的医疗改革具有制度上的优势。

医疗保障一直是民生保障的重要内容。持续健全完善医疗保障制度是医疗改革的终极目标。特别是党的十八大以来，医疗保障制度改革持续推进，在破解看病难、看病贵问题上取得了突破性进展。目前，我国已建立了世界上规模最大的基本医疗保障网，全国基本医疗保险参保率稳定在95%以上；医疗保障基金收支规模和累计结存稳步扩大，整体运行稳健可持续。但是，随着人民群众对健康福祉的需要日益增长，医疗保障领域发展不平衡不充分的问题逐步显现，表现在制度碎片化、待遇不平衡、保障有短板、监管不完善、改革不协同等方面。2020年出台的《中共中央 国务院关于深化医疗保障制度改革的意见》明确了深化医保制度改革的目标、原则与方向，发起了医保制度从有到好、从广覆盖到高质量的改革动员令。随着新一轮医保改革大幕开启，人民群众的健康福祉和医疗获得感将获得坚实的制度支撑。历史是现实的镜子，通过对中国过去一百年来的医疗保障历史进行分析研究，期望中国的医疗保障改革以史为鉴，进一步加大医疗保障资金投入力度，承担起政府的责任，履行政府的公共职能，增强政府医疗保障支出对医疗产品需求的影响，加大政府医疗卫生支出对母婴健康的投入。当然，改革不可能一蹴而就，要结合中国国情，增强医保、医疗、医药联动改革的协同性，不断提升治理能力，确保医保制度高效运转。持续不断的深入改革，全面建立中国特色医疗保障制度，更好地保障人民群众病有所医，为健康中国建设奠定坚实基础，为中华民族伟大复兴储备人力资本。

参考文献

[1] 安徽省财政厅. 安徽革命根据地财经史料选：一 ［M］. 合肥：安徽人民出版社，1983.

[2] 白澎，叶正欣，王硕. 法国社会保障制度 ［M］. 上海：上海人民出版社，2012.

[3] 蔡仁华. 中国医疗保障制度改革实用全书 ［M］. 北京：中国人事出版社，1998.

[4] 蔡鸿源. 民国法规集成：第40册 ［M］. 合肥：黄山书社，1999.

[5] 蔡鸿源. 民国法规集成：第41册 ［M］. 合肥：黄山书社，1999.

[6] 蔡鸿源. 民国法规集成：第43册 ［M］. 合肥：黄山书社，1999.

[7] 蔡鸿源. 民国法规集成：第50册 ［M］. 合肥：黄山书社，1999.

[8] 蔡鸿源. 民国法规集成：第70册 ［M］. 合肥：黄山书社，1999.

[9] 蔡鸿源. 民国法规集成：第71册 ［M］. 合肥：黄山书社，1999.

[10] 蔡鸿源. 民国法规集成：第72册 ［M］. 合肥：黄山书社，1999.

[11] 蔡鸿源. 民国法规集成：第73册 ［M］. 合肥：黄山书社，1999.

[12] 蔡鸿源. 民国法规集成：第86册 ［M］. 合肥：黄山书社，1999.

[13] 曹琦，王虎峰. 美国新医改：根由、路径及实质 ［J］. 中共中央党校学报，2010
（3）：88 - 92.

[14] 曹蓉，张敏. 论我国医疗保障制度的完善：从制度经济学的角度分析 ［J］. 当代经济，2011（3）：24 - 25.

[15] 陈定闳. 健康保险论：中国社会卫生问题之四 ［J］. 医事公论 1936（12）：4 - 7.

[16] 陈明光. 中国卫生法规史料选编：1912—1949.9 ［M］. 上海：上海医科大学出版社，1996.

[17] 党史资料征集协作小组. 湘赣革命根据地：上册 ［Z］. 北京：中共党史资料出

版社，1991.

[18] 邓大松，胡宏伟. 我国医疗保障制度现存问题与改革思路：医疗保障制度改革的一个建议方案 [J]. 西北大学学报（哲学社会科学版），2008（4）：5-14.

[19] 樊波，梁峻，袁国铭. 民国时期医疗机构管理法律制度研究 [J]. 价值工程，2011（19）：285-286.

[20] 范他文. 全民医疗保障的实现程度评价 [J]. 2011 年教育科学与管理工程国际学术会议，2011（8）：2261-2265.

[21] 房列曙. 民国时期安徽的社会救济和社会保障 [J]. 安徽师范大学学报（人文社会科学版），2008（2）：223-229.

[22] 方鹏骞，董四平，肖婧婧. 中国政府卫生投入的制度变迁与路径选择 [J]. 武汉大学学报（哲学社会科学版），2009（2）：202-212.

[23] 封进，李珍珍. 中国农村医疗保障制度的补偿模式研究 [J]. 经济研究，2009（4）：103-115.

[24] 封进，余央央. 医疗卫生体制改革：市场化、激励机制与政府的作用 [J]. 世界经济文汇，2008（1）：1-13.

[25] 傅连漳. 中共中央医院的四周年 [N]. 解放日报，1943-11-14.

[26] 夫马进. 中国善会善堂史研究 [M]. 北京：商务印书馆，2005.

[27] 甘肃省社会科学院历史研究所. 陕甘宁革命根据地史料选辑：第一辑 [M]. 兰州：甘肃人民出版社，1981.

[28] 高春亮，毛丰付，余晖. 激励机制、财政负担与中国医疗保障制度演变：基于建国后医疗制度相关文件的解读 [J]. 管理世界，2009（4）：60-74.

[29] 高恩显，高良，陈锦石等. 新中国预防医学历史资料选编：一 [M]. 北京：人民军医出版社，1986.

[30] 高芳英. 美国医疗保障服务体系的形成、发展与改革 [J]. 史学集刊，2010（6）：10-17.

[31] 顾昕. 公共财政转型与政府卫生筹资责任的回归 [J]. 中国社会科学，2010（2）：103-120，222.

[32] 顾昕. 走向全民健康保险：论中国医疗保障制度的转型 [J]. 中国行政管理，2012（8）：64-69.

[33] 郭宝华. 我国医疗保障体系发展研究 [J]. 西北大学学报（哲学社会科学版），2008（2）：171-173.

[34] 郭雨东. 我国的社会保险问题（未完）[J]. 保险月刊, 1941 (2/3/4)：30 – 31.

[35] 国际劳工局. 工业革命后之劳工疾病强迫保险制 [J]. 黄汉伟, 译. 新建设, 1929 (6)：69 – 74.

[36] 国家长期战略研究小组. 最严重的警告：中国社会不稳定的状况调查与分析 [J]. 书摘, 2008 (1)：4 – 8.

[37] 和春雷, 宋泓, 柴渝等. 社会保障制度的国际比较 [M]. 北京：法律出版社, 2011.

[38] 侯剑平, 李宏伟. 中国医疗保障制度的福利经济学分析 [J]. 北方经济（综合版）, 2006 (8)：55 – 57.

[39] 胡大洋. 全民医保目标下的制度选择 [J]. 中国卫生资源, 2008 (4)：182 – 184.

[40] 黄庆林. 国民政府时期的公医制度 [J]. 南都学坛（人文社会科学学报）, 2005 (1)：30 – 33.

[41] 贾德怀. 民国财政简史 [M]. 上海：商务印书馆, 1946.

[42] 贾士毅. 民国财政史 [M]. 上海：商务印书馆, 1917.

[43] 江西财经学院经济研究所等. 闽浙赣革命根据地财政经济史料选编 [M]. 厦门：厦门大学出版社, 1988.

[44] 康有为. 大同书 [M]. 上海：中华书局, 1935.

[45] 李锋敏. 中国历史上的社会保障思想与实践 [J]. 甘肃社会科学, 2007 (3)：137 – 138.

[46] 李国林. 民国时期上海慈善组织研究：1912—1937 [D]. 上海：华东师范大学, 2003：3 – 171.

[47] 李和森. 中国农村医疗保障制度研究 [D]. 济南：山东大学, 2005：25 – 155.

[48] 李玲. 解读中国医改 [J]. 今日中国论坛, 2009 (1)：56 – 58.

[49] 李延安. 中国乡村卫生调查报告 [J]. 中华医学杂志, 1934 (6)：1113 – 1201.

[50] 李文海. 民国时期社会调查丛编：社会保障卷 [M]. 福州：福建教育出版社, 2005.

[51] 李文海. 民国时期社会调查丛编二编：医疗卫生与社会保障卷 [M]. 福州：福建教育出版社, 2014.

[52] 李新军. 论南京国民政府时期社会保险立法的不足及原因：1927—1937 [J]. 郑州航空工业管理学院学报（社科版）, 2011 (2)：60 – 63.

[53] 李新军. 论南京国民政府时期工伤保险立法：1927—1937 [J]. 河北经贸大学学

报（综合版），2011（3）：48－52.

[54] 梁鸿，赵德余. 中国基本保险制度改革解析［J］. 复旦学报（社会科学版），
2007（1）：123－131.

[55] 刘凤龙. 中国农村医疗保障现状研究：从财政支持角度［J］. 应用经济学评论，
2011（1）：164－168.

[56] 刘桂奇. 民国时期广州社会的医疗救济［J］. 中山大学学报（社会科学版），
2009（4）：86－94.

[57] 刘继同，陈育德. "一个制度、多种标准"与全民性基本医疗保险制度框架
［J］. 人文杂志，2006（6）：133－140.

[58] 刘继同. 统筹城乡卫生事业发展与全民医疗保险制度建设的核心理论政策议题
［J］. 人文杂志，2007（2）：170－178.

[59] 刘美平. 对我国医疗卫生体制市场化改革价值取向的批判［J］. 当代经济研究，
2011（10）：46－50.

[60] 吕伟俊，岳宗福. 论中国共产党在新中国成立前领导的社会保险立法［J］. 山东
大学学报（哲学社会科学版），2005（4）：122－128.

[61] 明艳. 我国婴儿死亡率的变动趋势及区域差异研究［J］. 人口与研究，2009
（5）：77－86.

[62] 牟鸿彝. 工作人员的健康保险［J］. 健康杂志，1933（4）：39－41.

[63] 欧阳仁根. 试论国家在建立农村社会保障制度中的职责［J］. 财贸研究，2002
（3）：28－31.

[64] 潘常刚，吕国营. 政府干预对市场声誉机制的挤出效应：中国医疗保障制度改革
的逻辑［J］. 江西财经大学学报，2009（4）：47－50.

[65] 秦孝仪. 中华民国社会发展史［M］. 台北：近代中国出版社，1985.

[66] 任苒. 医学整合的必要性与必然性［J］. 医学与哲学（人文社会医学版），2009
（5）：6－9，13.

[67] 宋士云. 民国时期中国社会保障制度与绩效浅析［J］. 齐鲁学刊，2004（5）：
50－56.

[68] 宿志刚. 抗战时期陕甘宁边区退伍军人的安置问题研究［J］. 抗日战争研究，
2008（4）：100－128.

[69] 孙艳芳. 呼和乌路德. 完善我国基本医疗保障制度的法律思考［J］. 医学与哲
学，2005（8）：28－29.

[70] 汪华. 近代上海社会保障研究 [D]. 上海：上海师范大学, 2006：9-250.

[71] 汪华. 慈惠与规控：近代上海的社会保障与官民互动 [M]. 上海：上海书店出版社, 2013.

[72] 王东进. 关于基本医疗保障制度建设的城乡统筹 [J]. 中国医疗保险, 2010 (2)：6-9.

[73] 王广彬. 中国社会保障法制史论 [D]. 北京：中国政法大学, 2000：18-186.

[74] 王红漫. 大国卫生之难：中国农村医疗卫生现状与制度改革探讨 [M]. 北京：北京大学出版社, 2004.

[75] 王娟. 近代北京慈善事业研究 [M]. 北京：人民出版社, 2010.

[76] 王俊华, 马伟玲. 论我国基本医疗保险制度建设中的俱乐部壁垒：现状、成因和前景 [J]. 苏州大学学报（哲学社会科学版）, 2013 (2) 41-47.

[77] 王玲. 论康有为的慈善与社会保障思想 [J]. 商丘师范学院学报, 2007 (2)：62-63.

[78] 王清彬, 林颂河等. 第一次中国劳动年鉴：第三编 [M]. 北京：北平社会调查部, 1928.

[79] 王庆彬, 姜宝法. 关于我国医疗保障制度城乡整合的思考 [J]. 中国卫生事业管理, 2010 (2)：95-96, 118.

[80] 王绍光. 政策导向、汲取能力与卫生公平 [J]. 中国社会科学, 2005 (6)：100-120, 207-208.

[81] 王绍光. 中国公共政策议程设置的模式 [J]. 中国社会科学, 2006 (5)：86-99, 207.

[82] 王绍光. 大转型：1980 年代以来中国的双向运动 [J]. 中国社会科学, 2008 (1)：129-148, 207.

[83] 王文素. 打造新型农村养老保险模式 [N]. 中国保险报, 2005-4-29.

[84] 王文素. 完善农村新型合作医疗制度的措施探讨 [J]. 现代财经, 2005 (6)：8-11.

[85] 王文素. 中国古代社会保障研究 [M]. 北京：中国财政经济出版社, 2009.

[86] 王文素, 宁方景. 基于市场与政府"双失灵"理论探讨中美医改前途 [J]. 河北经贸大学学报, 2014 (5)：72-77.

[87] 卫兴华. 中国社会保障制度研究 [M]. 北京：中国人民大学出版社, 1994.

[88] 乌日图. 医疗保障制度国际比较 [M]. 北京：化学工业出版社, 2003.

[89] 吴成丕. 中国医疗保险制度改革中的公平性研究——以威海为例 [J]. 经济研究，2003 (6)：54 – 63, 95.

[90] 吴耀麟. 社会保险之理论与实际 [M]. 上海：大东书局，1932.

[91] 西北五省区编纂领导小组，中央档案馆. 陕甘宁边区抗日民主根据地：文献卷·下 [M]. 北京：中共党史资料出版社，1990.

[92] 夏杏珍. 中国农村合作医疗制度的历史考察 [C]. 当代中国研究所第三届国史学术年会论文集，2003 (9)：544 – 553.

[93] 夏炎德. 到社会安全民族健康之路：论英国"国民保险法"与"国民保健法"之实施 [J]. 世纪评论，1948 (4)：3 – 7.

[94] 项怀诚. 中国财政通史：中华民国卷 [M]. 北京：中国财政经济出版社，2006.

[95] 谢振民. 中华民国立法史 [M]. 北京：中国政法大学出版社，1999.

[96] 新田县志 [Z]. 北京：新华出版社，1995.

[97]《新中国预防医学历史经验》编委会. 新中国预防医学历史经验：第1卷 [M]. 北京：人民卫生出版社，1991.

[98] 徐玲，简伟研. 中国基本医疗保障制度受益公平性的实证研究 [J]. 医学与社会，2010 (11)：45 – 47.

[99] 严西峰. 社会保险与公共卫生之关系 [J]. 现代医学，1944 (1)：29 – 39.

[100] 杨荫溥. 民国财政史 [M]. 北京：中国财政经济出版社，1985.

[101] 莹. 中国的保险公司：四十家保险公司的调查 [J]. 商业杂志，1940 (1)：64.

[102] 余伯流，凌步机. 中央苏区史 [M]. 南昌：江西人民出版社，2001.

[103] 岳宗福. 近代中国社会保障立法研究：1912—1949 [M]. 济南：齐鲁书社，2004.

[104] 岳宗福，杨树标. 近代中国社会救济的理念嬗变与立法诉求 [J]. 浙江大学学报（人文社会科学版），2007 (3)：68 – 74.

[105] 张晖. 城镇居民医疗保险制度的运行及改革 [C] //2011 年浙江省社会学学会年会论文集：203 – 211.

[106] 张启源，比较社会保险制度：下 [J]，聚星，1948 (3) 14 – 19.

[107] 张文兵. 中国农村卫生医疗保障制度建设路径——基于河南林州，江西余江，安徽六安，上海金山等地的调查 [J]. 中国农村经济，2003 (3)：40 – 47.

[108] 张旭昆，岑丞. 健康经济学与我国医疗保障制度改革 [J]. 经济学动态，2003 (2)：28 – 30.

[109] 张亚飞. 民国时期的人口迁移与社会保障立法 [J]. 河南科技大学学报（社会科学版），2011（1）：87 – 92.

[110] 张研，张亮. 中国医疗保障体系保障能力测算分析 [C] //2011 清华医疗管理国际学术会议论文集. 北京：清华大学出版社，2011：241 – 247.

[111] 张益刚. 民国社会救济法律制度研究 [D]. 上海：华东政法学院，2007：35 – 159.

[112] 赵春弟. 实施卫生教育提倡健康保险 [J]. 申报月刊，1943，复刊1（10）：111 – 113.

[113] 赵曼，潘常刚. 医疗保障制度改革 30 年的评估与展望 [J]. 财政研究，2009（2）：20 – 23.

[114] 郑功成. 高等学校劳动与社会保障专业核心课程系列教材：社会保障学 [M]. 北京：中国劳动社会保障出版社，2005.

[115] 郑志锋. 革命根据地时期的卫生制度研究 [D]. 福州：福建师范大学，2015：35 – 60.

[116] 钟光国. 论劳工保险之必要 [J]. 商学月刊，1925（38）：16 – 17.

[117] 中国档案馆. 中共中央文件选集：第 1 册 [M]. 北京：中共中央党校出版社，1989.

[118] 《中国卫生年鉴》编辑委员会. 中国卫生年鉴 [M]. 北京：人民卫生出版社，1989.

[119] 中华民国《财政年鉴》编纂处. 财政年鉴 [M]. 上海：上海商务印书馆，1935.

[120] 中华全国总工会中国职工运动史研究室. 中国历次全国劳动大会文献 [M]. 北京：工人出版社，1957.

[121] 中华全国总工会中国职工运动史研究室. 中国工会历史文献：1921.7—1927.7 [M]. 北京：工人出版社，1958.

[122] 中国人口情报资料中心编. 中国人口资料手册：1989 [M]. 北京：中国人口情报资料中心，1989.

[123] 中华人民共和国国家统计局. 中国统计年鉴：2013 [M]. 北京：中国统计出版社，2013.

[124] 中山大学历史研究所. 孙中山全集：第 1 卷 [M]. 北京：中华书局，1982.

[125] 周华孚，颜鹏飞. 中国保险法规暨章程大全：1865—1953 [M]. 上海：上海人民出版社，1992.

[126] 周秋光. 向常水. 论民国北京政府时期熊希龄与湖南的慈善救济 [J]. 湘潭大学学报 (哲学社会科学版), 2009 (2): 129 - 132.

[127] 周云. 民国时期的中国医疗保障探研 [J]. 武汉科技大学学报 (社会科学版), 2011 (1): 84 - 88.

[128] 朱德明. 民国时期浙江医药史 [M]. 北京: 中国社会科学出版社, 2008.

[129] 朱汉国. 中国社会通史·民国卷 [M]. 太原: 山西教育出版社, 1996.

[130] 朱俊生. 扩面与 "整合" 并行: 统筹城乡医疗保障制度的路径选择 [J]. 中国卫生政策研究, 2009 (12): 19 - 22.

[131] 朱玲. 政府与农村基本医疗保障制度选择 [J]. 中国社会科学, 2000 (4): 89 - 99.

[132] 朱铭来, 丁继红. 我国医疗保障制度再构建的经济学分析 [J]. 南开经济研究, 2006 (4): 58 - 70.

[133] 朱元龙. 社会保险在中国的实施问题 [J]. 社会工作通讯, 1947 (9): 8 - 12.

[134] ANDERSON G F, BIANCA K F. Health Spending in OECD Countries: Obtaining Value Per Dollar [J]. Health Affairs, 2007 (27): 1718 - 1720.

[135] ANDERSON, ODIN W. Health Services in the United State: A Growth Enterprise Since 1875 [M]. Michigan: Health Administration Press, 1985.

[136] ARMSTRONG B. Insuring the Essentials [M]. New York: The Macmillan Company, 1932.

[137] AUGER, R C, GOLDBERG V P. Prepaid Health Plans and Moral Hazard [J]. Public Policy, 1974 (22): 353 - 393.

[138] BLOMQVIST A. Health system reform in China: What Role for Private Insurance? [J]. Economic Review, 2009 (4): 605 - 612.

[139] CADIN A, et al. National Health Spending in 2005: The Slowdown Continues [J]. Health Affairs, 2007 (1): 9 - 13.

[140] WAGSTAFF A, LINDELOW M. Can Insurance Increase Fnancial Risk? The Curious Case of Health Insurance in China [J]. Journal of Health Economics, 2008 (4): 990 - 1005.

[141] WAGSTAFF A, LINDELOW M, GAO J, et al. Extending Health Insurance to the Rural Population: An Impact Evaluation of China's New Cooperative Medical Scheme [J]. Journal of Health Economics, 2009 (1): 1 - 19.